ÉTUDE CRITIQUE

SUR LA NATURE ET LE TRAITEMENT

DE

L'ÉCLAMPSIE PUERPÉRALE

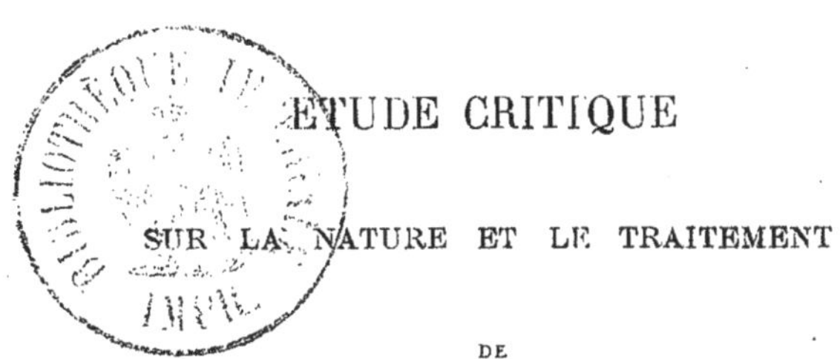

ÉTUDE CRITIQUE

LA NATURE ET LE TRAITEMENT

DE

L'ÉCLAMPSIE PUERPÉRALE

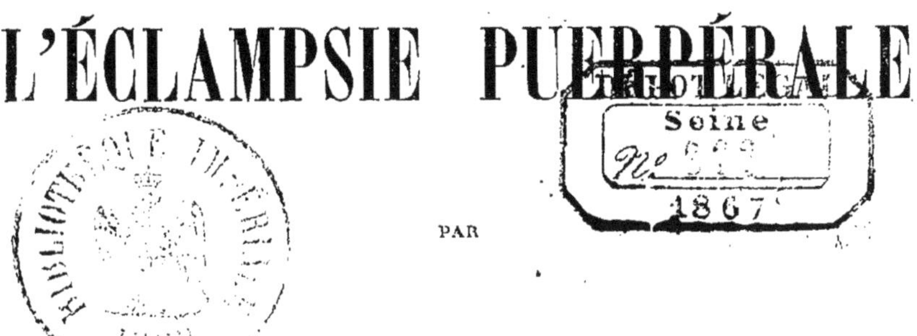

PAR

LE Dr A. MAUGENEST

***

PARIS

ADRIEN DELAHAYE, LIBRAIRE-ÉDITEUR

PLACE DE L'ÉCOLE-DE-MÉDECINE.

—

1867

QUELQUES MOTS POUR ENTRER EN MATIÈRE

J'entreprends une tâche difficile. Malgré les progrès incessants de la science médicale, malgré les découvertes récentes de la pathologie, de la physiologie et de l'anatomie pathologique dues à la sagacité d'infatigables chercheurs, dues aussi à la précision des analyses chimiques et des observations microscopiques, l'histoire de l'éclampsie est encore peu connue.

Cette maladie mal définie dans ses causes premières et dans sa nature intime, est rebelle aux classifications, et toujours échappe par quelque endroit aux mains qui la veulent prendre. C'est qu'en effet, l'éclampsie n'est point une affection simple : elle n'est point une. Le mot éclampsie, complexe, embrasse un faisceau d'entités pathologiques groupées autour d'un *quid obscurum :* la nature intime de la maladie. Il y a là des profondeurs inexplorées. Troubles nerveux variés et variables, congestions locales et générales, infiltrations partielles, hypérémies d'organes, ataxie profonde de l'organisme tout entier ; modifications dans la modalité des liquides sécrétés et excrétés ; changements survenus dans la composition du sang ; voilà les symptômes principaux de la maladie. Dans ce redoutable assemblage d'éléments pathologiques, l'acte morbide protopathique, quel, et quels les deutéropathiques? Question importante pour la science, c'est-à-dire pour la connaissance exacte de la maladie; plus importante encore pour l'art, c'est-à-dire pour le traitement.

Le traitement, voilà dans l'histoire de cette dangereuse malaladie sur quoi se doit fixer l'attention du médecin. L'éclampsie n'est heureusement pas une de ces trop nombreuses affections devant lesquelles l'art reste presque impuissant et désarmé : on la traite, on y emploie des moyens énergiques; on la guérit, pas toujours, mais souvent. Or, chose singulière et regrettable, c'est au sujet du traitement que la divergence des opinions arrive à son apogée. Sur ce terrain les meilleurs esprits ne se rencontrent point; chacun suit sa route : quelle est la bonne? Sujet de profondes méditations pour les esprits sérieux et les vrais amis de la vérité.

Les émissions sanguines, les évacuants, les hyposthénisants, les révulsifs cutanés, les anesthésiques, l'accouchement forcé, moyens s'adressant à la source du mal par des voies tout à fait différentes, sont employés avec des succès variés.

Frappé de ces tâtonnements, de ces hésitations de la thérapeutique en face d'attaques répétées d'un mal compromettant rapidement la vie, là où il faudrait agir promptement et où il faudrait pouvoir agir en parfaite connaissance de cause, je voulais d'abord me borner à discuter l'efficacité et l'opportunité des agents principaux employés contre les convulsions puerpérales, les émissions sanguines, les anesthésiques; et j'avais intitulé cette brochure : *Parallèle entre l'emploi de la saignée et l'administration du chloroforme dans le traitement de l'éclampsie.*

J'ai réfléchi et j'ai changé mon titre. Cet intitulé

restreignait le champ de mes recherches : pour rester fidèle au programme qu'il me traçait, je devais m'occuper d'une façon incidente, en passant seulement, de la nature de la maladie, et la grande part devait être faite à la statistique.

Ceci n'était pas dans la mesure de mes moyens. Pour avoir une vraie valeur scientifique, la statistique doit porter sur un nombre énorme de cas, embrasser des masses d'observations et opposer à des milliers de faits d'autres milliers de faits. De dix, vingt, trente observations, que conclure pour ou contre une médication? Rien, absolument rien, si l'on veut s'en rapporter seulement à l'autorité brutale du fait accompli. A vos trente observations, les partisans de la médication inverse trouveront à opposer trente cas où ils auront réussi, du moins où ils n'auront pas échoué, et personne n'aura rien prouvé.

Il est écrit : *Ars tota in observationibus.* Ceci est vrai pour l'art peut-être ; pour la science, non pas. Or ces choses, la science, l'art ; comment les séparer? les règles de l'art, qui les prouve? la science ; et les données de la science, qui les affirme? les résultats fournis par l'art. Les théories scientifiques sont des opérations algébriques dont l'art fait la preuve. Ces choses vont de pair ; un médecin n'est point un empirique.

Faire concorder la théorie et la pratique, prouver que les indications fournies par la connaissance exacte de la nature des maladies sont remplies par un agent thérapeutique ; faire alors intervenir l'observation et montrer que le succès légitime l'emploi des moyens indiqués : prouver sa médication par des explications empruntées à la physiologie, à la pathologie, à l'ana tomie pathologique, affirmer ensuite par les résultats de la médication employée la valeur de la théorie scientifique : faire marcher de front ces deux éléments des connaissances médicales, la science, l'art, en démontrant l'un par l'autre, voilà le but.

Ce que je viens d'exposer, je tâcherai de le faire pour la maladie que je traite. Après avoir à grands traits peint l'attaque d'éclampsie, j'examinerai les principales opinions émises sur sa nature. Je discuterai ensuite la valeur des principaux traitements qu'on lui a opposés. et je terminerai en posant des conclusions ressortissant de la confrontation des théories et des résultats fournis par les médications employées.

Ce travail, bien que renfermé dans un cadre étroit, eût été pour moi une tâche énorme si j'avais dû m'en tenir à mes seules forces ; j'ai consulté un petit nombre d'hommes compétents qui ont bien voulu répondre à mon appel et m'aider de leurs lumières.

Je remercie particulièrement MM. les docteurs Verrier, de Soyres (de Paris) ; Liégard (de Caen), Chassagny, Horand (de Lyon) ; Bonafos (de Perpignan), pour les renseignements, les opinions ou les observations qu'ils ont bien voulu me communiquer.

J'ai en outre lu ou consulté avec fruit les ouvrages, mémoires, publications diverses dont la liste suit :

Miquel. Mémoire sur le traitement de l'anasarque qui survient pendant la grossesse et après l'accouchement. Paris, 1823.

Baudelocque. Sur les convulsions. Thèse, 1823.

Chaussier. Considérations sur les convulsions qui attaquent les femmes enceintes, in-8. Paris, 1823.

Velpeau. Des convulsions de la grossesse, in-4 et in-8. Paris, 1834.

Capuron. Sur les convulsions pendant la grossesse et le travail de l'accouchement. In *Journal hebd. des progrès*, t. II, 1836.

Rayer. Traité des maladies des reins et des altérations de la sécrétion urinaire. Paris, 1840.

Chailly-Honoré. L'art des accouchements. Paris, 1842.

Cahen. De la néphrite albumineuse chez les femmes enceintes. Thèse de Paris, 1846.

Andral. Essai d'hématologie pathologique. Paris, 1843.

Jacquemier. Traité d'obstétrique, t. II. Paris, 1846.

Channing. A treatise on etherisation. Boston, 1848.

Blot. De l'albuminurie chez les femmes enceintes; ses rapports avec l'éclampsie. Thèse de Paris, 1849.

Gros. In *Bulletin gén. de thérap.*, janvier 1849.

Lauth. De la cachexie séreuse des femmes enceintes et des accouchées. Thèse de Strasbourg, 1852.

Simpson. Anæsthesia, or the employment of chloroform. Philadelphia, 1849.

Depaul. Rapport sur un mémoire de M. Mascarel. In *Bulletin de l'Acad. de méd.*, t. XIX, 1854.

Becquerel et Rodier. De l'anémie par diminution de proportion de l'albumine du sang. In *Acad. de méd.*, 1850.

Mascarel. Observations d'éclampsie albuminurique. In *Acad. de méd.*, 1854.

Cl. Bernard. De l'influence du système nerveux sur la composition des urines. In *Acad. des sc.*, 1849.

Devilliers et Regnauld. Recherches sur les hydropisies chez les femmes enceintes. In *Arch. gén. de méd.*, 1848.

Imbert-Gourbeyre. De l'albuminurie puerpérale et de ses rapports avec l'éclampsie. Mémoire couronné par l'Académie de médecine. In *Mém. de l'Acad. de méd.*, t. XX.

Wurtz. Sur la présence de l'urée dans le chyle et la lymphe. In *Acad. des sc.*, 1859.

Leudet. Néphrite albumineuse des femmes grosses. In *Gaz. hebd.*, 1854.

Raillard. De l'éclampsie. Thèse de Paris, 1855.

Dechambre. In *Gaz. hebd.*, 1855, n° 5.

Chailly-Honoré. Eclampsie puerpérale; le chloroforme comme moyen préventif. In *Union méd.*, 1853, p. 267.

Blot. De l'anesthésie appliquée à l'art des accouchements. Thèse d'agrégation, 1857.

Braun. Des convulsions urémiques des femmes grosses, traduit par Petard, in-8. Paris, 1858.

Fournier. De l'urémie. Thèse d'agrégation, 1863.

Liégard (de Caen). De l'éclampsie puerpérale, et de son traitement. *Mémoire couronné par la Soc. méd.-chirurg. de Bruges.* Bruges, in-8. 1859.

Ludwig. Lerbuch der physiologie des Menschen. Leipzig, 1861.

De Soyres. De l'éclampsie puerpérale. Thèse de Paris, 1852.

Fremineau. Emploi du chloroforme dans l'éclampsie puerpérale. Thèse de Paris, 1856.

Stoltz. Application de l'amylène à l'obstétrique. In *Gaz. des hôp.*, 1856, p. 411.

Gubler. Art. albuminurie. In *Dict. encyclop. des sc. méd.*, 1865.

Axenfeld. Des névroses. Paris, in-8, 1864.

Horand. De la supériorité du chloroforme sur la saignée dans le traitement de l'éclampsie. In *Journ. de méd. de Lyon*, 1866, p. 161.

Wieger. Des convulsions uroémiques. In *Gaz. méd. de Strasbourg*. 1854.

Cazeaux. Traité théorique et pratique de l'art des accouchements. Paris, 1862.

Trousseau. In *Clinique de l'Hôtel-Dieu*, 1865.

Fauque. De l'emploi du chloroforme dans l'éclampsie. Thèse de Strasbourg, 1859.

De Soyres. Du chloroforme dans l'éclampsie. In *Ann. de la Soc. méd.-chirurg. de Liége*, 1866, p. 142.

Churchill. Maladies des femmes, traduit par Wieland et J. Dubrisay. Paris, 1866.

Jaccoud. Art. albuminurie. In *Dict. de méd. et de chirurg. prat.*, 1865.

Bonafos. Observations d'éclampsie. Traitement par la saignée. In *Journ. de méd. de Lyon*, 1866, p. 81.

Faure. Considérations pratiques sur l'anesthésie obstétricale. Paris, in-8 et in-4. 1866.

Godard. Etude sur le traitement de l'éclampsie puerpérale. Thèse de Paris, 1866.

ÉTUDE CRITIQUE

SUR LA NATURE ET LE TRAITEMENT

DE

L'ÉCLAMPSIE PUERPÉRALE

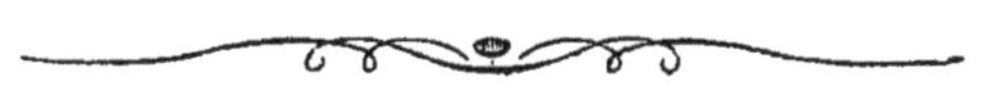

DESCRIPTION DE LA MALADIE.

L'éclampsie puerpérale—(convulsions puerpérales, épilepsie aiguë, apoplexie hystérique (Sydenham), épilepsie symphatique (Tissot), apoplexie laiteuse (Levret, Astruc), épilepsie rénale, spasmes rénaux, convulsions urémiques (Braun), épilepsie albuminurique, dystocie convulsive (Young), dystocie épileptique (Merriman), encéphalopathie albuminurique (Legroux)—est une maladie propre à la femme enceinte, en travail ou très-récemment accouchée; caractérisée par une série de contractions spasmodiques, convulsives et rémittentes des muscles de la vie de relation et de ceux de la vie organique, contractions se succédant à intervalles variables sous forme d'attaques accompagnées quelquefois, suivies presque toujours, d'une abolition plus ou moins complète des facultés sensoriales et intellectuelles.

Quelques mots sur la fréquence. C'est heureusement une maladie assez rare.

Sur les 38,306 cas d'accouchements relevés par Cazeaux, on trouve 79 fois des convulsions ou $\frac{1}{485}$.

Sur les 57,800 de M. Velpeau, on en trouve 224, soit $\frac{1}{258}$.

Sur les 9,443 accouchements qui se sont faits à la clinique de la Faculté de 1841 à 1851, il y a eu 26 cas d'éclampsie, soit $\frac{1}{363}$.

Braun, sur 24,000 accouchements, a trouvé 52 éclamptiques, ou $\frac{1}{477}$.

Enfin, Churchill, sur 214,663 accouchements, a noté 347 cas d'éclampsie, soit $\frac{1}{618}$.

En moyenne donc, sur 400 femmes enceintes ou en couches, on trouve une éclamptique.

La maladie s'attaque de préférence aux primipares ; 80 fois sur 100. Nous verrons plus loin, comment on a cherché à expliquer chez cet ordre de femmes la plus grande fréquence de convulsions.

Je ne ferai point ici un tableau détaillé de la maladie : cela sortirait de mon cadre, et d'ailleurs ce tableau a été tracé déjà dans la thèse de M. Prestat, dans celle de M. de Soyres, dans beaucoup d'autres thèses et dans les livres d'obstétrique. Je me contenterai donc d'esquisser à grands traits les principaux phénomènes de l'attaque d'éclampsie.

Presque jamais la maladie ne débute à l'improviste ; des observateurs éminents, Chaussier, M. Velpeau, pensent même que dans les cas où l'on n'a pas mentionné de prodromes, c'est qu'ils ont passé inaperçus. Cette opinion est peut-être trop absolue. Suivant M. Wieger, la fréquence comparée des prodromes diffère suivant le moment où les accidents débutent. C'est ainsi que, sur 100 cas d'éclampsie qui ont lieu avant le travail, on trouverait des prodromes 40 fois ; sur 100 cas pendant le travail, 30 fois ; et sur 100 qui ont lieu après l'accouchement, on trouverait des prodromes 20 fois seulement.

Ces prodromes, de durée variable, consistent en uné céphalée intense, des troubles de la vue, des vomisssements, des vertiges, des tintements d'oreille et souvent en un trouble profond des facultés sensoriales et intellectuelles.

Les convulsions débutent par la face. Des frémissements, des ondulations, des froncements rapides courent sous la peau. Les ailes du nez sont tirées en arrière, les narines se gonflent et la bouche, torve, grimace. Bientôt la convulsion gagne les membres; les avant-bras se tordent, les poings se ferment.Tout à coup l'œil s'immobilise dans l'orbite, fixe, effrayant; le mouvement fibrillaire s'arrête et la convulsion tonique cloue pour ainsi dire sur la face son expression grimaçante. C'est le moment de la contracture spasmodique. La langue sort de la bouche et le trismus tétanique resserre les dents qui la broient. En même temps, rapidement, brusquement, les membres se tordent en arrière; le tronc se roidit; la respiration s'arrête : le corps immobile semble un cadavre.

Ces choses durent peu. La détente se fait : la bouche se détord, la contracture cesse; le clonique va succéder au tonique; les paupières clignent, les lèvres remuent vivement : des secousses brusques, brièves, saccadées, sur place, pour ainsi dire, agitent les membres.

C'est maintenant que le désordre est à son apogée : la malheureuse éclamptique est la proie d'une frénésie complète, absolue. L'organisme ne sait plus ce qu'il fait : cette chose affreuse, la convulsion, a tout envahi. La respiration n'est plus qu'un râle spasmodique, bruyant, désordonné. Les muscles du larynx (Tyler Smith) n'ont pas échappé à la convulsion, et par instants la glotte est fermée. Le pharynx (Simpson) est contracté, le cœur (Tyler Smith) est contracté ; la vessie (Cazeaux) est rétractée. Souvent aussi la contracture gagne l'utérus lui-même et le fœtus est expulsé rapidement, à l'insu de la malade inconsciente et même à l'insu des assis-tants.

L'hématose ne se fait plus ; la face, les lèvres, les ex-trémités se cyanosent ; les carotides battent violemment ; les veines jugulaires distendues soulèvent la peau. Tur-gescences et lividités partout : on dirait d'une asphyxiée. La dilatation paralytique des capillaires, suite des trou-bles profonds de l'innervation dans les nerfs vaso-mo-teurs, amène l'hypérémie partout : la peau violette est couverte de sueur ; la salive sécrétée en abondance coule mêlée de sang, spumeuse et rouge.

Toutes ces choses se passent en même temps ; et cette face hagarde, livide ; ces yeux fixes et injectés ; cette bouche bavante, ces lèvres bleues, déchirées, teintes de sang, souillées d'écume ; cette trémulation , cet anéan-tissement complet du moi, font de la malheureuse éclamptique un être affreux à voir, et de l'éclampsie une des maladies les plus effrayantes qui puissent affliger l'humanité.

En bien moins de temps qu'il n'en faut pour le dé-crire, cet épouvantable spasme s'accomplit. Deux, trois, quatre minutes, voilà la durée moyenne des premiers accès. Mais les attaques du mal succèdent aux atta-ques ; et ceci se fait à intervalles variables. Un quart d'heure, plusieurs heures, quelques minutes seulement peuvent séparer les accès. Leur nombre varie : telles femmes ont trois ou quatre accès seulement, et d'autres sont envahies jusqu'à soixante fois par la convulsion.

Ces crises répétées troublent profondément l'organisme. Bientôt, la femme tombe dans un coma profond, suite probable de la violente hypérémie cérébrale causée par l'asphyxie, car l'hématose ne se fait plus; causée aussi par la stase mécanique du sang dans les veines encéphaliques; car les sterno-mastoïdiens, les scalènes, tous les muscles du cou convulsés et rigides compriment les veines jugulaires, et opposent au sang veineux une barrière qu'il ne saurait franchir.

Les malheureuses éclamptiques ne sont tirées de ce coma profond que par un nouveau spasme, auquel encore une fois succède l'abolition complète du mouvement, de la sensibilité et des facultés morales et affectives. Or, jusqu'à la fin, les choses sont ainsi.

Je n'insiste pas là-dessus et je résume en deux mots les symptômes principaux de l'éclampsie : une excitation énorme, une ataxie nerveuse générale aux muscles striés, aux muscles lisses, partout; puis une résolution complète, absolue de l'être tout entier. Dès à présent, j'attire l'attention du lecteur sur le mode de succession de ces deux phénomènes d'un ordre si différent et sur leur mécanisme : 1° convulsion d'abord, spasme des muscles inspirateurs, spasme des muscles du larynx, d'où cessation presque complète des mouvements respiratoires, *indè* asphyxie ou plutôt anhématosie; 2° stase du sang dans l'encéphale, congestion, compression et hypérémie de la substance cérébrale, d'où le coma profond qui succède au spasme. On voit clairement que ce second symptôme de la maladie n'est qu'un épiphénomène enté sur l'acte morbide protopathique, la convulsion. La connaissance exacte de la manière suivant laquelle ces choses se succèdent : l'une étant cause, l'autre étant effet, était indispensable avant d'entreprendre l'étude de la nature de la maladie ; et ceci est le seul motif qui m'a fait décrire l'attaque d'éclampsie.

NATURE DE LA MALADIE.

Pendant longtemps, depuis Hippocrate jusqu'à la seconde moitié du xviii⁰ siècle, les auteurs regardèrent l'éclampsie comme une maladie de nature purement nerveuse, assimilable aux névroses essentielles, aux troubles dynamiques *sine materia*, comme l'épilepsie, l'hystérie, la manie aiguë. Pour la plupart d'entre eux, ces convulsions étaient causées par l'impétuosité du fluide nerveux, déchaînée par la *débilité* et subordonnée à tout ce qui peut irriter les nerfs et causer de la douleur. Sauvage était de cet avis. « La faiblesse poussée à l'excès, dit-il, produit particulièrement les convulsions cloniques, comme on le remarque particulièrement chez les animaux égorgés, lorsqu'ils ont bientôt perdu tout leur sang. » Et il cite la célèbre expérience de Halès, si souvent répétée depuis. Halès enlevait à une jument 16 livres de sang : une sueur froide (?) indice d'une mort prochaine et de violentes convulsions survenaient : on tirait encore 2 livres de sang, et l'animal mourait. Ainsi, pour les anciens et même pour presque tous les médecins du xviii⁰ siècle une cause unique, la DÉBILITÉ, dominait la pathogénie de l'éclampsie.

Pour Broussais, l'éclampsie, névrose, n'existait point. Il ne voyait dans ce spasme redoutable que la conséquence immédiate d'une congestion cérébro-spinale active et même d'un épanchement sanguin dans l'arachnoïde ou dans la substance cérébrale. Un grand nombre des médecins français d'alors acceptèrent la doctrine du Val-de-Grâce et deux opinions seulement : l'une regardant l'éclampsie comme une névrose, l'autre voyant dans ces convulsions le résultat de l'hypérémie cérébrale étaient en présence : à l'exclusion de toute autre, ces deux opinions eurent longtemps cours dans la science. Déjà pourtant, dès 1818, les anglais Blackall et Wels, avant Bright, avaient trouvé de l'albumine dans l'urine des femmes enceintes. En 1827, Bright décrivait les rapports qui existent entre certaines hydropisies, la composition des urines, et des altérations particulières de la glande rénale. En 1840, M. Rayer nous donnait son important ouvrage sur les maladies des reins. Malgré les recherches de ces habiles observateurs, malgré les travaux des Allemands, Cluge, Valentin, Heck, Vogel, on en était encore à prononcer le *fiat lux* sur les rapports qui existent ou paraissent exister entre l'éclampsie et l'albuminurie. C'est en 1843 seulement que ces rapports furent constatés pour la première fois ; et c'est à un médecin anglais, le D᷒ Lever, que revient l'honneur de cette découverte. Depuis lors, l'attention des observateurs se porta sur ce point de la science encore inexploré ; et les rapports de l'éclampsie avec la leucomurie étudiés en Angleterre par Tweedie, Simpson, Churchill, Marshall-Hall, Tyler Smith ; aux États-Unis, par Channing et Simpson ; en Allemagne, par Braun, Christison, Scanzoni, Frerichs, ont été en France l'objet de mémoires ou d'articles remarquables de MM. Cahen, Lauth, Devilliers et Regnauld, Blot, Imbert-Gourbeyre, Wieger, Gubler et d'autres encore.

En même temps qu'un grand nombre de médecins constataient la présence de l'albumine dans l'urine des éclamptiques et cherchaient à assigner aux lésions de l'appareil uropoiétique la cause première de l'éclampsie, en Allemagne naissait la doctrine de l'urémie; doctrine cherchant à expliquer les convulsions puerpérales par la rétention de l'urée dans le sang (Christison, Braun, Frerichs). J'aurai à examiner longuement, dans le cours de ce travail, la valeur des théories qui attribuent à la maladie de Bright ou à l'intoxication urémique, l'existence de l'éclampsie.

Je ne dis rien des causes banales qu'on a assignées à l'éclampsie, elles sont très-nombreuses et l'on peut en grossir indéfiniment la liste. Là, comme dans l'avortement, comme dans l'hémorrhagie, toutes les circonstances qui ont précédé les convulsions ont été invoquées pour expliquer la maladie; et le *post hoc, ergo propter hoc*, y joue nn rôle important. Cette énumération fastidieuse serait sans utilité. Je passe donc à l'examen des principales opinions émises sur la nature de l'éclampsie:

1º Elle est produite par la congestion cérébrale ou rachidienne;

2º C'est une névrose par action réflexe;

3º Elle est le résultat de l'intoxication urémique;

4º Elle est produite par la maladie de Bright;

5º Elle est le résultat de l'anémie.

L'éclampsie est produite par la congestion rachidienne ou cérébrale.

Je l'ai dit plus haut, cette opinion était celle de l'illustre auteur de la médecine physiologique; beaucoup

l'avaient adoptée, plusieurs l'ont conservée. Maintenant
que le calme s'est fait sur ce champ de la phlegmasie,
qui fut un champ de bataille, il convient peut-être d'examiner sur quelles bases cette doctrine est fondée. D'a-
bord, les désordres nerveux de l'éclampsie sont-ils
ceux qu'on observe dans l'hypérémie cérébrale? Fort
de l'opinion d'observateurs tels que Lallemand, Rochoux,
MM. Andral, Durand-Fardel, Calmeil, je crois pouvoir
répondre, non.

Dans l'immense majorité des cas, on trouve chez les
malades qui ont une congestion cérébrale, de l'hypos-
thénisation bien plus que de l'excitation : les malades
sont somnolents, engourdis, ils ont les membres lourds,
ils sentent des fourmillements, ont une démarche incer-
taine, autant par faiblesse musculaire que par suite des
vertiges qu'ils éprouvent : cela est pour les congestions
légères. Lorsque l'hypérémie est plus forte, les malades
perdent connaissance, les muscles sont dans la résolution, la respiration est stertoreuse et la paralysie arrive
générale ou bornée à une moitié du corps. On a noté
parfois des mouvements convulsifs. « Mais, dit M. Calmeil, il est probable que dans ces cas on a eu moins
affaire à une congestion simple qu'à un accès d'épilepsie essentielle ou symptomatique d'une tumeur intra-
crânienne. »

Est-ce à dire que la congestion cérébrale n'existe point
dans l'éclampsie? non certainement. Elle suit presque
invariablement les attaques, et l'observateur le moins
attentif l'y devine. La turgescence de la face, l'injection
des yeux, la respiration stertoreuse, la résolution générale, en sont des signes évidents. Qui ne voit dès lors
que l'hypérémie est le résultat, non la cause des accès,

et que l'ataxie des mouvements respiratoires et la compression des veines cervicales suffisent pour expliquer
cette congestion ?

Encore une preuve à l'appui de ma thèse. L'anatomie
pathologique des cerveaux hypérémiés, on la connaît :
la rougeur générale, une vive congestion de la pie-mère
sur les circonvolutions et dans les anfractuosités, le piqueté ou le sablé de la substance cérébrale d'où l'on peut faire
suinter le sang par la pression, en sont les principaux
caractères. Chez les éclamptiques, à l'autopsie, ces choses ne se rencontrent point. Quelquefois un léger ramollissement de la masse cérébrale, souvent de l'œdème et
le plus ordinairement une anémie manifeste de l'encéphale tout entier, voilà ce qu'on l'on trouve. Souvent
aussi on ne trouve rien. Churchill, Cazeaux, Braun,
M. Blot et la majorité des observateurs enseignent ces
choses. Quel argument contre la doctrine de l'hypérémie, et quelle preuve meilleure que celle-ci pourrait-on
fournir pour démontrer que la congestion de l'éclampsie est une stase artificielle, mécanique, causée uniquement par les obstacles qu'opposent au retour du sang
les troubles de la respiration et la contraction des
muscles cervicaux, puisque la congestion cesse dès que
l'obstacle n'existe plus?

Faut-il attribuer les convulsions à une congestion
rachidienne? Mais l'hypérémie de la moelle est une maladie presque inconnue, admise plutôt par analogie que
par voie d'observation. Et d'ailleurs comment expliquer
avec cette hypothèse les prodromes de l'éclampsie : la
céphalée intense, les troubles de la vue, les vomissements, et les accidents de l'attaque, les contractions
fibrillaires des muscles de la face, le spasme du larynx

et du cœur, l'hypérémie des glandes et de la peau, qui démontrent jusqu'à l'évidence une lésion fonctionnelle du pneumo-gastrique et du grand sympathique, c'est-à-dire un trouble des centres nerveux? De plus, l'anatomie pathologique ne montre rien, et le corps du délit, l'hypérémie, est absent à la moelle comme il manque au cerveau. Une fois, Braun a trouvé une suffusion séreuse abondante dans le canal rachidien; mais l'épanchement de sérosité n'est point la congestion, ce sont là choses d'un autre ordre.

De l'encéphalite je ne dirai presque rien, et de la myélite pas davantage. Ces phlegmasies avec leurs alternatives de délire, de contracture, de paralysie bornée d'ordinaire à un seul côté, de paraplégie et de contracture des membres inférieurs dans les cas de myélite, n'offrent avec les troubles morbides de l'éclampsie que des rapports éloignés. Du reste, de ce côté encore, les lésions anatomiques font défaut.

Je discute ici la pathogénie de l'éclampsie en général, et je n'entre point dans le détail. On a observé, je le sais, des éclamptiques chez lesquelles les troubles nerveux paraissaient manifestement liés à la pléthore et aux congestions : ce sont là des cas particuliers dont je m'occuperai plus loin à propos du traitement. Mais ces exceptions ne sauraient empêcher la règle d'exister.

L'éclampsie est-elle une névrose ?

Ce mot *névrose* est vague. La névrose c'est le trouble fonctionnel ou dynamique sans altération organique. Pour les anciens, je l'ai déjà dit, l'éclampsie était une épilepsie d'une essence particulière, due à la débilité.

Ces croyances ont traversé les siècles sous forme aphoristique : *Sanguis moderator nervorum ; Sanguis nervos frenat*, etc. J'espère démontrer, quelques pages plus loin, que cette opinion de nos vieux maîtres, trop absolue peut-être, et en tout cas exprimée par Sauvages et autres d'une façon presque naïve, n'est point, si l'on veut y mettre quelques restrictions et si l'on arrive à préciser, plus déraisonnable qu'une autre. Je veux, en attendant, exposer l'opinion de ceux des modernes qui, regardant l'éclampsie comme un trouble purement nerveux, ont senti le besoin de localiser dans un organe, dans un nerf, le point de départ des accidents. Ainsi M. Axenfeld invoque l'irritation plus ou moins violente des nerfs de l'utérus ou de la cavité pelvienne; de là, suivant lui, la fréquence de l'éclampsie chez les primipares, chez les femmes dont le bassin est vicieusement conformé ; c'est aussi l'opinion de M. Paul Dubois ; chez celles qui sont atteintes d'oblitération ou de rétrécissement des voies génitales, d'altérations organiques ou même de simples spasmes de l'utérus ou de son col. On a noté aussi l'influence qu'exerce le volume exagéré du fœtus, sa conformation monstrueuse, l'hydropisie de l'amnios, toutes les causes de dystocie, toutes les circonstances qui rendent la délivrance difficile et nécessitent l'introduction de la main (enkystement et adhérence du placenta, présence de caillots volumineux dans l'utérus, renversement de cet organe, etc.).

Marshall-Hall prétend qu'aucune lésion du cerveau ou du cervelet ne peut donner naissance à des convulsions, tant que la moelle épinière reste indemne d'excitation.

Le Dr Tyler Smith cherche à établir que la cause première des convulsions réside dans une irritation réflexe du système spinal par le moyen des nerfs eisodiques de l'utérus, et il localise dans la moelle allongée le centre de perception de cette irritation.

Pour le Dr Churchill, l'éclampsie prend sa source dans une irritation particulière du système nerveux. (ceci est au moins vague).

On a enfin voulu trouver la cause des convulsions dans une irritation nerveuse sympathique née en dehors de l'utérus, l'accumulation des fèces dans le rectum, la présence d'helminthes, d'oxyures ou de corps étrangers dans l'intestin, l'indigestion, l'état saburral, la distension de la vessie par l'urine, et enfin les émotions morales vives.

Il est fort difficile, je crois, d'apprécier la valeur de ces diverses hypothèses. Il est probable que, dans certaines circonstances et chez des femmes fortement prédisposées aux convulsions, ces choses peuvent avoir de l'influence sur la production de l'éclampsie. Il est incontestable que la primiparité est une cause puissante, puisque, sur 100 éclamptiques, 80 sont primipares. Mais pourquoi?

Je fais remarquer seulement ceci : l'éclampsie se montre avant, pendant, après le travail. C'est ainsi que, sur 44 cas de convulsions cités par Braun, on trouve :

12 cas avant l'apparition du travail.

11   pendant la dilatation du col.

10   pendant la période d'expulsion.

8   pendant les suites de couches.

Or, avant le début du travail, presque aucun des cas de dystocie invoqués ne peut avoir d'influence sur la maladie, puisqu'ils n'existent pas encore et n'existeront qu'au moment de l'engagement et de l'expulsion du fœtus. Après la délivrance, aucun d'eux n'existe plus : cela n'empêche pas l'éclampsie d'éclater.

Quant aux corps étrangers dans l'intestin, aux fèces dans le rectum, aux helminthes, etc, il est au moins douteux que ce soient là des causes déterminantes bien puissantes.

Ces restrictions étant posées, je l'ai déjà dit et je le répète, je ne veux pas nier la causalité possible de ces troubles nerveux presque mécaniques dans la production de la maladie, mais peut-être faut-il qu'à eux viennent s'adjoindre quelque altération plus profonde et plus durable de l'organisme.

L'urémie est-elle la cause de l'éclampsie?

Ce sont les Allemands qui ont inventé le mot urémie, et aussi la maladie que le mot représente. L'urémie est ou devrait être un empoisonnement du sang causé par la non-élimination de l'urée par le rein et la rétention de ce produit dans les voies circulatoires. De là des phénomènes encéphalopathiques extrêmement graves réunis à quelques autres d'une gravité moins immédiate, tels que la fièvre, les vomissements, la disposition hémorrhagique, l'aspect typhique. Christison et Arthur Wilson d'abord, M. Rayer et Rose Cormack ensuite, puis Braun, M. Wieger, de Strasbourg, et beaucoup de médecins distingués ont fait de ce faisceau d'entités pathologiques la maladie dont il est question : l'urémie.

Cette doctrine, séduisante au premier abord, est-elle assise sur des bases solides, et résiste-t-elle à la main qui cherche à l'ébranler? Le temps, les progrès de la science éclairciront cette question et permettront d'affirmer que les choses se passent ou ne se passent point ainsi. Mais dès à présent il est des objections que l'on peut faire à la doctrine de l'urémie.

1° *L'urémie est-elle un poison?* Les expériences déjà anciennes de Vauquelin, de M. Ségalas, celles plus récentes de MM. Brown-Séquart et Gallois prouvent que l'urée n'est point vénéneuse, pourvu qu'elle ne soit pas injectée par doses trop massives, cas où toute substance innnocente deviendrait délétère.

2° *Chez les éclamptiques, y a-t-il vraiment rétention de l'urée dans le sang?* Deux chimistes d'un très-grand talent, M. Berthelot et M. le professeur Wurtz ont fait trois analyses du sang tiré pendant l'attaque d'éclampsie et pendant le coma qui lui succède. Or, le sang, dans ces trois cas, ne contenait que 0 gr. 0001 à 0.0002, proportion moyenne dans toute phlegmasie (Gubler). Si l'on ajoute à ceci que le symptôme typique de l'urémie, les convulsions éclamptiques, ne se montre jamais dans les maladies qui, comme le choléra et la fièvre jaune offrent des proportions énormes d'urée dans le sang : 1,66 p. 1,000 (Marchand et Raincy), 4,00 p. 1,000 (Chassaniol), on verra peut-être ses croyances en la nouvelle doctrine singulièrement ébranlées.

Un grand nombre d'hommes compétents n'acceptent point cette théorie : voici comment s'exprime à ce sujet le professeur Scanzoni :

« Les arguments dont on s'est servi pour prouver l'existence de l'intoxication urémique sont impuissants pour nous démontrer que l'éclampsie des femmes grosses est toujours le résultat d'une intoxication urémique, due à la dégénérescence de Bright dans les reins.

« L'éclampsie puerpérale s'accompagne de convulsions générales cloniques des muscles de la volonté, avec absence de connaissance. Ces convulsions ont leur cause immédiate dans l'irritabilité du système des nerfs moteurs, développée par la grossesse et augmentée par l'accouchement. »

MM. Regnault et Devilliers, M. Blot, M. Imbert-Gourbeyre, tous les accoucheurs qui n'admettent pas que l'éclampsie soit liée fatalement à la maladie de Bright, et parmi eux M. Paul Dubois, M. Pajot, M. Depaul, n'admettent pas non plus que les convulsions puerpérales soient liées à l'intoxication urémique.

M. Gubler, dans son important article *albuminurie* du *Dictionnaire encyclopédique*, discute la question et termine par ces mots : « Ainsi s'évanouirait devant une analyse plus rigoureuse des faits, le fantôme de l'urémie, trop souvent évoqué dans l'histoire de l'éclampsie albuminurique et à propos d'autres accidents survenus chez les leucomuriques. »

J'ajouterai qu'aucun des médecins anglais : Tweedie, Marshall Hall, Tyler Smith, etc., cités dans le livre du D' Churchill, n'admet l'existence de l'intoxication urémique.

Frappé probablement de l'insuffisance de la doctrine de l'urémie, Frerichs, le célèbre professeur de Breslaw, voulut préciser davantage, et attribua à la décomposition de l'urée les accidents nerveux de l'éclampsie.

« Les accidents de l'intoxication urémique, dit-il,

ne sont produits ni par l'urée ou tout autre élément de l'urine, ni par des matières excrémentitielles unies à ce fluide; mais ils dépendent ordinairement de ce que l'urée accumulée dans le sang y est transformée en carbonate d'ammoniaque, sous l'influence de quelque ferment particulier. Le carbonate d'ammoniaque est la puissance funeste qui produit cette perturbation.

« Il faut donc, pour produire l'intoxication urémique, qu'il y ait dans le sang une quantité suffisante d'urée et un ferment capable de la transformer en carbonate d'ammoniaque. »

Comme preuve de sa théorie, Frerichs démontrait la présence de l'ammoniaque dans l'air expiré par les éclamptiques, au moyen du papier de tournesol rougi, que le contact de cet air ramenait au bleu.

Les assertions du savant professeur demandaient à être vérifiées. Les expérimentateurs se mirent à l'œuvre, et bientôt on eut trouvé des objections très-solides à lui opposer.

Ainsi : 1° l'ammoniaque existe dans l'air expiré chez beaucoup d'individus ayant l'haleine mauvaise, chargée de gaz provenant de digestions mal élaborées, chez ceux qui ont les dents cariées ou malpropres.

2° Il n'est point vrai que l'urée du sang se transforme en carbonate ammoniaque, car M. Gallois ayant empoisonné des lapins avec de l'urée, n'a pas trouvé trace d'ammoniaque dans leur haleine.

3° L'ammoniaque ne se retrouve pas dans l'air expiré par toutes les éclamptiques, il s'en faut de beaucoup : M. Béhier a soumis à l'épreuve du papier de tournesol rougi et des baguettes de verre mouillées d'acide chlorhydrique l'haleine de trois femmes atteintes de convulsions : dans les trois cas, aucune réaction ne s'est manifestée.

4° Enfin l'ammoniaque ne se retrouve pas dans l'urine des éclamptiques (E. Schottin).

Les théories de Frerichs ont été combattues en Allemagne par Falok, Zimmermann, Reuling ; par Bence Jones en Angleterre ; en France par MM. Jaccoud, Fournier, Gubler et bien d'autres. C'est là une doctrine à laquelle presque personne ne croit plus.

En résumé, si l'on veut absolument voir dans la rétention des matériaux de l'urine la cause de l'éclampsie, ne vaudrait-il pas mieux admettre comme le D E. Schottin et M. Gubler que la grande part de l'intoxication revient aux matières extractives inconnues qui accompagnent l'urée, ou à l'excès de tous les matériaux de l'urine dans le sang ? On aurait là une *urinémie*, qui serait à la résorption urineuse ce qu'est l'infection putride à l'infection purulente, par exemple. Mais jusqu'à présent ces choses sont des vues de l'esprit que rien ne justifie suffisamment. Elles ne s'affirment encore par aucun argument assez solide pour prendre rang dans la science à côté des doctrines que le temps et l'expérience ont consacrées. C'est donc à l'avenir de juger cette question résolue par la négative par le plus grand nombre, mais admise par plusieurs esprits sérieux.

L'éclampsie est liée intimement au mal de Bright?

Voici le point délicat dans la pathogénie de l'éclampsie : l'albuminurie. L'étude générale des rapports existant entre les convulsions éclamptiques et la maladie de Bright soulève plusieurs questions subsidiaires d'un haut intérêt clinique, questions fort difficiles à résoudre dans l'état actuel de la science. Les observateurs ne s'entendent point sur la nature des lésions rénales ; car, où les uns voient des désordres anatomiques, les autres ne trouvent aucune altération. Je tâcherai de concilier ces deux opinions.

Je me propose de discuter rapidement les questions suivantes :

1° Les éclamptiques sont-elles nécessairement albuminuriques ?

2° Existe-t-il vraiment une maladie de Bright sans albuminurie ?

3° L'altération importante dans le sang des femmes grosses albuminuriques consiste-t-elle dans l'hypalbuminose du sang ?

4° Ne peut-on point expliquer l'albuminurie sans faire intervenir la maladie de Bright dans la question ?

D'abord, je commence par le dire, les rapports qui existent entre l'albuminurie et l'éclampsie sont incontestables : les faits cliniques abondent pour les démontrer. Depuis que le Dr Lever a constaté, en 1843, la présence de l'albumine dans l'urine des femmes éclamptiques, l'attention des observateurs s'est portée sur ce point. Sur les 41 femmes albuminuriques citées par M. Blot, 7 ont eu des convulsions. M. Imbert-Gourbeyre, sur le relevé de 164 observations, a trouvé 95 cas d'albuminurie sans éclampsie, 64 cas d'éclampsie avec leucomurie, et 5 cas d'éclampsie sans albuminurie.

On voit donc que d'ordinaire les éclamptiques sont albuminuriques.

Les hypothèses n'ont point manqué pour expliquer la coïncidence du filtrage de l'albumine à travers le rein, avec les accidents éclamptiques. Merrimann et avec lui plusieurs médecins étrangers ont voulu voir dans la compression des reins par l'utérus la cause de l'albuminurie gravidique, et réduire à un phénomène hydraulique cette altération de la sécrétion urinaire. D'autres ont invoqué la phlébite et la thrombose des veines émulgentes. Mais le rein n'est comprimé par l'utérus qu'à travers le paquet des anses intestinales refoulées en arrière : cela lui fait un coussin qui doit amortir singulièrement la compression. De plus, l'organe logé dans l'angle profond formé par les apophyses lombaires et la colonne vertébrale doit dans cette position échapper facilement à la compression. Enfin, si ce phénomène mécanique est bien la cause de l'altération sécrétoire et avec elle de l'éclampsie, comment se fait-il que, dans un assez grand nombre de cas (8 fois sur 44), les accidents nerveux se montrent seulement après la délivrance, alors que l'utérus vide et revenu sur lui-même ne peut plus rien comprimer? Quant à la thrombose des veines émulgentes, c'est un fait dont les autopsies n'ont pas confirmé l'existence.

On a invoqué avec plus de raison les altérations du sang : la désalbumination de ce liquide, la pléthore aqueuse, l'excès de pression intra-vasculaire, la production exagérée de l'albumine, etc. J'aurai plus loin à revenir sur ces phénomènes et à apprécier leur valeur en tant que causes d'albuminurie; le point important pour le moment est d'avoir constaté que ordinairement l'urine des éclamptiques contient de l'albumine.

Mais est-ce l'albuminurie qui est la cause de l'éclampsie? La lésion phlegmasique des reins est-elle un phénomène intimement lié à l'existence des convulsions puerpérales? Question importante et difficile à résoudre.

Des observateurs très-distingués : le professeur Simpson, d'Édimbourg, Braun, Frerichs, Litzmann en Allemagne; Cazeaux, MM. Cahen, Imbert-Gourbeyre, Rayer, Wieger en France, professent que la maladie de Bright est toujours le point de départ des accidents éclamptiques; pour eux, point d'éclampsie sans albuminurie; point d'albuminurie sans lésion anatomique des reins. J'excepte M. Imbert-Gourbeyre, qui a trouvé commode de se fabriquer, pour sa commodité personnelle, une maladie de Bright sans albuminurie; j'aurai bientôt occasion d'étudier cette affection singulière.

Voici comment s'exprime Cazeaux sur l'étiologie de l'éclampsie : « L'altération de la sécrétion urinaire consiste d'abord dans une modification des éléments du sang, puis elle se complique bientôt d'une lésion rénale, qui est son expression anatomique, comme l'albuminurie et plus tard l'éclampsie en seront l'expression symptomatique. L'éclampsie est donc le phénomène ultime de l'albuminurie : qu'elle soit simplement généralisée ou plus spécialement localisée dans les reins. »

Un nombre considérable de médecins ne partagent point cette manière de voir. MM. Marchall, Siébert, Legroux, Lhuillier, Churchill; les professeurs P. Dubois, Pajot, Stoltz, Depaul; MM. Abeille, Regnault et Devilliers, Blot, Lever et Stuart Cooper n'admettent point cette étiologie.

Le professeur Scanzoni s'exprime ainsi :

« Dans ces derniers temps, l'examen *post mortem* d'individus morts d'éclampsie a montré qu'il n'y avait que dans la minorité des cas une lésion assez profonde des reins pour permettre de diagnostiquer avec certitude une maladie de Bright.

« Il n'est pas prouvé que la présence de l'albumine et

des cylindres fibrineux dans l'urine précède toujours les convulsions. Dans bien des cas, au contraire, on voit cette anomalie débuter seulement pendant la délivrance ou pendant les convulsions mêmes. »

M. Depaul a fait beaucoup d'autopsies d'éclamptiques; dans la plupart des cas, il n'a rien trouvé, et la lésion, quand elle existait, consistâit en une simple congestion.

M. Paul Dubois trouve exagérée l'opinion de ceux qui admettent la liaison nécessaire de l'éclampsie et de l'albuminurie.

M. Abeille dit que le mal de Bright est exceptionnel dans l'éclampsie.

« Nous avons, disent MM. Regnault et Devilliers, dans quelques circonstances, trouvé des altérations de la substance rénale; dans la plupart des cas, nous n'avons rien trouvé. »

M. Blot a fait six autopsies d'éclamptiques; trois fois il a trouvé dans les reins les lésions du troisième degré de la maladie de Bright; dans les autres cas, il n'existait aucune altération de la substance rénale. Du reste, M. Blot, quoiqu'en admettant que toutes les éclamptiques sont albuminuriques, ne regarde pas la maladie de Bright comme la cause des convulsions. Cet observateur admet au contraire que, s'il existe un rapport de cause à effet entre l'albuminurie et l'éclampsie, c'est à l'éclampsie qu'on doit attribuer l'apparition de l'albumine dans l'urine, puisque souvent l'albuminurie apparaît avec les convulsions, et que souvent aussi la disparition de l'albumine dans l'urine coïncide avec la cessation des accidents nerveux.

M. Imbert-Gourbeyre cite 65 cas d'albuminurie puerpérale, dans lesquels on a eu 32 morts à déplorer. Sur ces 32 morts on a fait 22 autopsies, et 13 fois seulement on a trouvé une altération appréciable de la substance rénale.

Comment expliquer cette divergence complète d'opinions entre des observateurs de grand mérite; les uns trouvant toujours une lésion rénale à l'ouverture des éclamptiques; les autres n'en trouvant guère que dans le tiers des cas; d'autres enfin n'en rencontrant qu'exceptionnellement? Cette dissidence tient, je crois, à la manière de considérer les lésions de l'appareil uropoiétique. Si l'on veut voir dans une légère rougeur de l'organe, dans une desquamation active de l'épithélium des *tubuli*, et même dans la présence des cylindres protéiques dans l'urine et dans les tubes de Bellini, la présence d'une phlegmasie rénale; évidemment, on sera toujours fondé à mettre sur le compte de la maladie de Bright l'albuminurie des éclamptiques. Mais l'existence de ce produit n'implique pas nécessairement l'hypérémie active et phlegmasique. Une légère congestion et même simplement une nutrition plus grande, une activité fonctionnelle plus considérable de l'organe suffisent parfaitement pour rendre compte du phénomène (Ch. Robin, Martin-Magron, Gubler). Ensuite, les cylindres protéiques élaborés dans les tubuli et dits à tort cylindres fibrineux, car souvent ils ne sont qu'albuminoïdes, se rencontrent dans d'autres maladies que la leucomurie. M. Imbert-Gourbeyre en a trouvé dans l'urine des diabétiques. Le Dr E. Schottin en a rencontré dans l'urine de femmes en couches atteintes de fièvre purulente.

La plupart des observateurs, au contraire, pour admettre l'existence de la maladie de Bright, tiennent à constater des lésions plus appréciables, signe évident de phlegmasie : augmentation de volume et de poids de l'organe, changements survenus dans sa consistance et sa couleur, état plus ou moins granuleux des cellules, infiltration de produits azotés, dépôts de granulations graisseuses dans les tubes ou le parenchyme de l'organe ; enfin, un nombre variable des lésions anatomiques que l'on rencontre dans les différents degrés du mal de Bright. Ceci explique, à mon sens, le désaccord qui règne entre les observateurs. Or, en cette occurrence, je me mets courageusement du parti le plus nombreux, qui me paraît aussi le plus sage. J'admets qu'on ne saurait regarder comme une altération de la substance rénale des modifications presque physiologiques de l'organe et que du reste, on trouve dans d'autres maladies ; et il me paraît démontré que l'éclampsie ne dépend point du mal de Bright.

Un argument très-solide, écrasant en quelque sorte pour les partisans de la doctrine opposée, vient à l'appui de cette thèse. *Il est des cas d'éclampsie où l'albuminurie n'a point existé.* Le Dr Lever a observé un cas de ce genre, M. P. Dubois, un ; M. Mascarel en a deux ; M. Depaul, trois ; M. Trousseau, un ; M. Piédagnel, un ; M. Messinger, un.

Ceci devenait extrêmement embarrassant pour les partisans de la théorie qui voit dans le mal de Bright la cause de l'éclampsie. Cette doctrine étant fondée sur l'existence constante de l'albuminurie, si l'on retire l'albuminurie, qu'arrive-t-il ? La doctrine tombe. On ne peut alléguer ici que ces cas sont des exceptions ; dès que la maladie de Bright est invoquée comme causalité dans la pathogénie de l'éclampsie, il est bien évident que les convulsions existant avec des urines normales viennent donner un démenti formel à cette hypothèse. Peu importe le nombre des cas; on est toujours forcé d'admettre que, dans les circonstances où les convulsions ont existé sans albuminurie, elles avaient une autre cause que la maladie de Bright; et il faut l'admettre pour dix cas, comme on l'admettrait pour cent.

Cazeaux, ne pouvant expliquer ce qu'il regardait comme une anomalie, a trouvé plus simple de nier et de dire que, si l'on n'avait pas rencontré d'albumine dans certains cas, c'était qu'on avait mal cherché, ou bien qu'on n'avait pas eu affaire à des éclamptiques.

Je ne saurais approuver ce procédé de dénégation appliqué à des faits : ce n'est point là un procédé scientifique. Une science comme la médecine, qui est à la fois science de raisonnement et science d'observation, repose en grande partie sur le témoignage des hommes. Si vous niez les assertions des hommes les plus compétents quand elles sont contraires à vos théories, vous empêchez la lumière de se faire, puisque vous substituez à la chose observée des explications qui ne sauraient avoir la même valeur; vous engagez dans une fausse route les adeptes de vos doctrines, et vous retardez la marche de la science au lieu de l'accélérer.

M. Imbert-Gourbeyre n'a point osé nier le témoignage d'hommes d'un mérite éprouvé, comme MM. Lever, Mascarel, P. Dubois, Depaul, Trousseau, Piédagnel et Messinger. Il a préféré tout concilier, et pour expliquer les cas d'éclampsie sans leucomurie, il a inventé une maladie : LE MAL DE BRIGHT SANS ALBUMINURIE.

Se fondant sur sa grande habitude d'examiner des gens infiltrés, sur la modalité de l'infiltration, sur les circonstances qui ont amené l'anasarque : l'impression du froid, l'exposition à un air humide, conditions qui amènent également l'albuminurie aiguë ; sur l'existence, dans certains cas, de troubles de la vue coïncidant avec l'œdème chez des individus non albuminuriques ; M. Imbert-Gourbeyre déclare ces gens atteints de maladie de Bright... sans albuminurie.

Il est fâcheux qu'on ne puisse s'entendre sur la valeur des mots, puisque les mots ne sont faits que pour exprimer des idées. Jusqu'ici, par ces termes, maladie de Bright, tout le monde entendait albuminurie, néphrite albumineuse ; mais voici qu'on nous change tout cela. Il est à craindre que cette excessive largeur dans les idées n'introduise une regrettable confusion dans le cadre nosologique. Si tous les auteurs imitaient M. Imbert-Gourbeyre, il n'y aurait plus moyen de s'entendre, car la pathologie deviendrait Babel.

Que l'on admette des fièvres typhoïdes sans lésions intestinales, à la rigueur cela se peut : qu'il existe des rougeoles, des scarlatines sans éruption, cela se rencontre ; mais ces maladies sont complexes : chez elles, la lésion anatomique n'est, en quelque sorte, que l'expression d'un empoisonnement général de l'organisme, et les troubles fonctionnels y sont, jusqu'à un certain point, indépendants de l'altération anatomique. Or, on ne saurait, je crois, assimiler à ces fièvres la maladie de Bright, affection complexe aussi, mais dont la pathogénie est en réalité dominée par un fait d'une importance capitale ; la désassimilation des principes protéiques du sang amenant bientôt une cachexie profonde de l'organisme tout entier ; cause ou conséquence, peu importe, des lésions variées de l'appareil uropoiétique : hypérémie d'abord, puis phlogose, et enfin hétéromorphies diverses de la substance rénale.

M. Imbert-Gourbeyre enlève précisément à la maladie de Bright le symptôme important, l'albuminurie. Que reste-t-il? La néphrite et l'anasarque. Mais, cette néphrite est seulement une néphrite hypothétique. Il est vrai de dire que le médecin russe, Mazonn, cite deux cas, M. Fournier un cas, M. Imbert-Gourbeyre un cas, d'individus n'ayant point eu d'albuminurie pendant leur vie et à l'autopsie desquels on a trouvé les reins altérés. Or, il s'agit de préciser quel genre d'altérations présentaient les reins en question. Mazonn seul donne des détails précis : les reins de ses sujets étaient graisseux. L'hétéromorphie graisseuse des reins suffit-elle à elle seule pour constituer des lésions anatomiques du mal de Bright, et doit-on mettre sur le compte de cette maladie toutes les altérations qu'on peut rencontrer dans la substance rénale ? La substitution graisseuse ne peut-elle vraiment pas avoir lieu aux reins comme elle s'opère dans divers organes, sans qu'on soit en droit d'en conclure l'existence du mal de Bright? Je laisse à de plus habiles que moi le soin de décider la question.

En tout cas, M. Imbert-Gourbeyre ne peut invoquer ces faits à l'appui de sa théorie, puisque les malades en question sont morts, preuve bien évidente d'une grave maladie, et que les siens et d'autres individus infiltrés sans albuminurie, cités par Mazonn, se sont rapidement rétablis : ce qui démontre bien qu'il n'y avait chez ceux-ci aucune altération de la glande rénale semblable à celle trouvée chez ceux-là.

A l'appui de ce que j'avance, voici le passage de Mazonn :

« Quelquefois, le même jour, il entre dans mon service plusieurs cas d'hydropisie développée dans le même temps, sous les mêmes influences saisonnières, et dans les mêmes conditions sociales. Or, les uns ont de l'albuminurie, les autres n'en ont pas. Dans le premier cas, prolongation et pertinacité de la maladie. Dans le second, guérison la plupart du temps. »

Qu'est-ce à dire? Sinon que chez les premiers existe le mal de Bright avec ses altérations rénales, tandis que les seconds sont atteints tout simplement de l'hydropisie essentielle, chose rare mais décrite par tous les auteurs ; ou bien que chez eux l'infiltration est la suite de cachexies, de fièvres, ou la conséquence de la grossesse? L'issue de la maladie, autant que la différence dans les symptômes, suffit pour démontrer que dans les deux cas on a eu affaire à des états pathologiques tout à fait différents.

En définitive, voilà des individus dont l'urine ne contient point d'albumine, et chez lesquels il est impossible d'admettre une lésion rénale à cause de leur prompt retour à la santé. Sur quelle base donc se fonder pour diagnostiquer chez eux une maladie de Bright? Sur l'existence de l'anasarque, seul symptôme que ces maladies offrent de commun avec les albuminuriques. Mais il s'en faut de beaucoup que l'anasarque soit le signe pathognomonique du mal de Bright; Frerichs évalue à un tiers, et M. Imbert-Gourbeyre lui-même à la moitié seulement le nombre des cas d'albuminurie dans lesquels l'infiltration existe. D'autre part, M. Andral, MM. Becquerel et Rodier, ont établi qu'il existe deux espèces d'hydropisies bien distinctes : celle qui est la conséquence de l'anémie albuminurique ; celle que l'on rencontre dans les cachexies, les fièvres intermittentes, etc. En un mot, il est vrai de dire que dans la pathogénie de l'hydropisie, une cause générale domine les conditions particulières qui peuvent lui donner naissance : cette cause est l'anémie, l'hypalbuminose du sang, l'appauvrissement de ce liquide en matériaux solides : sels alcalins, albumine, globules. Que ces modifications soient causées par la leucomurie, par la désassimilation directe de l'albumine à travers le rein ; qu'elles soient la conséquence de la dénutrition générale : dans les deux cas, le même effet est produit, l'anasarque, et l'on ne saurait invoquer nécessairement l'existence de la maladie de Bright pour expliquer l'apparition de ce phénomène, puisque l'on en trouve dans d'autres conditions générales de l'organisme une explication satisfaisante.

Voici pour les hydropisies qui surviennent lentement, dans différentes conditions et souvent sans qu'on puisse leur assigner une cause bien déterminée. Quant à l'anasarque aiguë, survenant sous l'influence du froid, et que Mazonn et M. Imbert-Gourbeyre considèrent comme un mal de Bright déguisé, toujours sans albuminurie, elle se trouve décrite dans les auteurs sous le nom d'*hydropisie essentielle*. M. Jaccoud s'exprime ainsi à ce sujet :

« Voici ce qu'enseigne l'observation : l'albuminurie apparaît, l'anasarque fait défaut ; l'hydropisie seule se développe ; ces deux symptômes se produisent simultanément ou un seul peut se produire. Ainsi, malgré leur coïncidence, ces deux accidents ne sont point connexes ;

ils ne sont point nécessairement liés l'un à l'autre, et quoiqu'ils apparaissent tous deux sous l'influence d'une même cause, le froid ; cette cause ne les fait pas naître continuellement tous les deux : ce qui prouve que, mal-gré les analogies qu'elles présentent sur quelques points, les conditions pathogéniques de l'albuminurie et de l'a-nasarque par refroidissement ne sont point évidemment identiques. »

A ce que dit M. Jaccoud, j'ajouterai ceci : il est une maladie de l'enfance absolument identique à l'anasarque par refroidissement : le sclérème des nouveau-nés.

L'œdème généralisé s'y trouve, et, comme dans le cas précédent, la maladie est causée par le froid. Or, à l'ouverture des enfants morts de sclérème, MM. Rilliet et Barthez, Barrier, Valleix, Billard, Roger, n'ont jamais trouvé d'altération appréciable de la substance rénale. Ce fait est d'autant plus remarquable, qu'en pareil cas on rencontre des congestions partout.

L'opinion de M. Jaccoud, conforme à celle de la plu-part des auteurs qui ont traité la question, et la non-existence de lésions rénales dans les cas de sclérème, sont deux arguments excellents contre la théorie de M. Imbert-Gourbeyre. Un troisième ordre de faits va nous fournir une nouvelle preuve de l'inanité de cette doctrine : le peu de durée de la maladie. Comment ad-mettre, en effet, l'existence du mal de Bright chez des individus qui, en moins d'un septénaire, tombent ma-lades et se trouvent guéris? En vérité, cela me paraît impossible.

M. Imbert-Gourbeyre n'a pu trouver qu'un seul cas d'anasarque aiguë à citer en faveur de sa théorie. J'en transcris succinctement l'observation afin que le lecteur puisse apprécier. Le médecin de Clermont s'exprime en ces termes :

« Yvon, jeune soldat, 23 ans, était enrhumé depuis huit jours.

« Le 26 décembre 1853, étant de garde, il avait très-chaud ; il a bu de l'eau très-froide, et il a senti que ça le glaçait.

« Le 27. Il a senti qu'il enflait des bras et des jambes.

« Le 28. Enflure générale.

« 1er janvier. Disparition de l'œdème. »

Ce fait, que le lecteur trouvera peut-être peu concluant en faveur des idées de M. Imbert-Gourbeyre, et peut-être aussi très-concluant contre ces mêmes idées, est la première observation que cite ce médecin dans son mémoire.

Les deux observations suivantes ont trait à des individus convalescents de fièvre intermittente, et qui deviennent hydropiques sans que leur urine contienne d'albumine. L'un des sujets observés est une femme chlorotique qui habite un pays de fièvres. L'autre est un tisserand, atteint depuis six ans d'une maladie de langueur, chez lequel l'anasarque survint après qu'on lui eut coupé sa fièvre.

Dans ces deux cas, les causes de l'hydropisie sont tellement évidentes que je ne veux même pas établir de discussion à ce sujet. Chez la femme observée, en effet, la chloro-anémie protopathique, la fièvre, l'empoisonnement maremmatique de tous les instants et la cachexie paludéenne qu'il détermine fatalement, l'hypertrophie de la rate, d'où gêne de la circulation, et par-dessus tout l'appauvrissement du sang et la dénutrition générale, conséquences de toutes ces choses, suffisent trois fois au lieu d'une à expliquer l'anasarque. Mêmes remarques chez le tisserand ; avec ces circonstances aggravantes que cet homme, comme tous les tisserands, habite un taudis humide, sans air ni lumière, conditions hygiéniques détestables ; et que depuis six ans il est atteint d'une maladie de langueur.

Dans tout ceci, où trouver la maladie de Bright ?

La quatrième et dernière observation de M. Imbert-Gourbeyre se rapporte à une femme de 28 ans qui, dans le cours de sa sixième grossesse, devient hydropique, éprouve des troubles de la vue et est prise de contractures dans les membres inférieurs. Les urines de cette femme ne continrent jamais d'albumine ; elle mourut, et à son autopsie on constata que les reins étaient pâles, ramollis et granuleux. M. Imbert-Gourbeyre triomphe en relatant cette observation : je ne saurais partager son enthousiame. Je fais remarquer d'abord que ce fait n'a aucun rapport avec les trois faits cités précédemment, et que seul il pourrait apporter des probabilités en faveur de la thèse soutenue par M. Imbert-Gourbeyre. Mais peut-on asseoir une théorie sur une seule observation ? Je ne le pense pas, et en tout cas ce sera là une théorie bien mal assise. Et puis d'ailleurs, cette observation qui paraît au premier abord assez concluante, prouve-t-elle bien qu'il existe un mal de Bright sans albuminurie ? Je ne le crois pas. L'hydropisie suffit à expliquer les troubles de la vue, et les contractures partielles sont aujourd'hui chose étudiée par plusieurs auteurs, et notamment par M. Trousseau, qui leur a, sous le nom de *tétanie,* consacré une longue conférence dans son livre. Or, ces choses sont totalement indépendantes de la maladie de Bright. Il reste donc ceci : que cette femme n'a point été albuminurique et qu'à sa mort on a trouvé les reins altérés. J'avoue que je suis embarrassé pour expliquer ce phénomène; mais je pense, et peut-être avec raison, que les modifications survenues dans la composition du sang chez l'individu chloro-anémique, et cette femme l'était au suprême degré, peuvent avoir sur l'organisation des effets différents. C'est ainsi que dans certains cas elles déterminent seulement une cachexie profonde, dans d'autres cas elles deviennent la cause d'une anasarque, d'autres fois elles causeront des convulsions. Enfin, dans des circonstances particulières qu'il est impossible d'apprécier, sous l'influence de cet appauvrissement du sang, les organes eux-mêmes subiront des changements dans leur structure anatomique; et le rein surtout qui joue un rôle si actif dans les fonctions de désassimilation, n'étant plus excité par son excitant physiologique, le sang normal, éprouvera à la longue des modifications diverses. Or, on voit qu'en pareille circonstance, que la lésion rénale soit produite, que le rein reste indemne, cela ne change rien à l'état général qui reste tout entier sous l'influence de la spanémie; et puisque cet appauvrissement du sang suffit pour expliquer les désordres dynamiques ou fonctionnels survenant soit chez les leucomuriques, soit chez les cachectiques, il est peut-être illogique de vouloir mettre sur le compte de la maladie de Bright l'apparition de phénomènes pathologiques pouvant en certaines circonstances dépendre des mêmes causes que cette maladie elle-même.

Quant à expliquer pourquoi le malade de M. Imbert-Gourbeyre n'a pas été albuminurique, je ne m'en charge pas ; mais je constate qu'il est impossible de construire une maladie à propos d'*une anomalie ;* car, ainsi que je l'ai déjà dit, les trois autres malades citées par le médecin de Clermont n'ont présenté ni albuminurie , ni néphrite.

On trouvera peut-être que j'ai trop longuement discuté les idées de M. Imbert-Gourbeyre ; mais je tenais à montrer le creux, le vide presque absolu de sa doctrine.

Je ne saurais donc admettre qu'il faille rattacher à cette maladie de Bright hétérodoxe, à cette néphrite albumineuse sans néphrite ni albuminurie, à cette singulière affection sortie du domaine des infiniment petits, à cette maladie diluée à la centième dilution, les cas d'éclampsie où la leucomurie n'a point existé, et je crois sincèrement que les cas d'éclampsie sans albuminurie qu'on a observés, étaient bien réellement et tout simplement des cas d'éclampsie sans albuminurie.

———————

Je pense avoir réussi à prouver que l'éclampsie existe indépendamment de la maladie de Bright, et même de l'albuminurie : l'observation et le raisonnement le démontrent.

Toutefois, contre l'opinion des personnes qui, considérant comme trop rares les faits d'éclampsie où l'on n'a point trouvé d'albuminurie, voudraient voir là des exceptions n'empêchant pas d'exister en tant que règle la coïncidence du mal de Bright avec l'éclampsie, il est des arguments que l'on ne peut faire valoir en faveur des propositions suivantes :

1° Si l'albuminurie accompagne ordinairement l'éclampsie, c'est que ces deux états pathologiques sont engendrés par les mêmes causes.

2° Dans certains cas, l'éclampsie peut causer l'albuminurie.

Un fait d'une importance capitale au point de vue clinique domine l'étude de la grossesse : l'anémie des femmes enceintes.

Depuis les travaux de MM. Andral et Gavarret, Becquerel et Rodier, Devilliers et Regnauld, Robin et Verdeil, Cazeaux, Beau, Bouillaud, Potain en France, Gregory, Johnson et Simon en Angleterre, Braun, Anderson et Finger en Allemagne, Gallo et Calderini en Italie ; un fait est prouvé et tellement prouvé, que ceci est devenu en quelque sorte banal dans la science : les femmes grosses sont anémiques, chloro-anémiques et la pléthore qui paraît exister chez plusieurs est presque toujours une pléthore aqueuse, c'est-à-dire que dans le sang de ces femmes, un seul élément, l'eau du sérum, a augmenté en quantité. Tout le reste, sels alcalins, albumine, hématies, s'y trouve en proportion bien moins considérable, la fibrine exceptée. L'hypalbuminose du sang, cause active d'albuminurie, s'explique facilement par la diminution de proportion des éléments solides en dissolution dans le sérum et des hématies.

L'albumine du sang, en effet, se trouve dans le sérum et dans les globules (Jaccoud). De l'albumine du sérum, une partie seulement est à l'état de liberté, l'autre existe à l'état d'albuminate de soude. Chez les anémiques, la désalbumination succède donc à l'hypoglobulie et à la diminution de quantité des alcalis du sérum.

Gregory a vu la leucomurie survenir à la suite d'une indigestion, la malade avait pris une nourriture de mauvaise qualité. En exagérant ces conditions, Johnson et

Simon ont rendu des chats albuminuriques. Christison, Prout, Heaton ont dès longtemps signalé le mauvais état des fonctions gastro-intestinales sur la production de l'albuminurie.

La dyscrasie des fonctions digestives et de la nutrition dans son ensemble est également la condition pathogénique de la leucomurie que l'on observe dans certaines cachexies, entre autres la cachexie scrofuleuse. Prout a particulièrement insisté sur ce fait, et Lehmann en a fait toucher du doigt le mécanisme en montrant que le sang des scrofuleux est très-pauvre en sels minéraux, circonstance à laquelle il attribue lui-même l'albuminurie qui survient en pareil cas. Je ne pense pas qu'il soit nécessaire de chercher une autre explication pour l'albuminurie qui a été vue par Anderson dans la cachexie cancéreuse, et que Finger a observée alors dans la proportion de 42 p. 100. L'albuminurie de la chlorose et de l'anémie (33 p. 100 d'après Finger), à laquelle se rattachent celle de la grossesse et celle de la pellagre, constatées par Gallo et Calderini, doit aussi être rapportée au trouble de la nutrition générale et à l'altération qui en est la conséquence.

La connaissance de ces faits, cités par des hommes expérimentés, suffit, je crois, pour démontrer que la leucomurie peut naître sous l'influence de certaines altérations du sang, alors même que la glande rénale conserve son intégrité. Ludwig disait à ce propos en 1861 : « Il est évident que les reins ne peuvent empêcher constamment le passage de l'albumine dans l'urine; ils n'ont cette faculté qu'aussi longtemps que le sang possède sa composition normale. »

Maintenant, dans ce genre d'albuminurie, où gît l'al-

tération principale du sang? Dans la désalbumination
de ce liquide? Non certainement. Établissons par exemple la discussion sur les analyses bien connues de
MM. Becquerel et Vernois, dont l'autorité scientifique
est généralement acceptée : dans une série de six analyses opérées sur le sang de cinq sujets affectés de diabète albumineux aigu, nous voyons à la vérité les matériaux solides du sérum, représentés en majeure partie
par de l'albumine, descendre au chiffre de 65,35 pour
1,000 grammes de sang : la normale, d'après MM. Andral et Gavarret, étant de 70 pour 1,000. Mais, si le sang
n'est pas riche en albumine, il est plus pauvre encore
en matière cruorique chez ces mêmes malades, puisque
le chiffre des globules n'était plus que de 95,25 au lieu
de 127. En faisant une règle de proportion, on voit que
l'albumine devrait être représentée par 52,50 : sa quantité était donc du cinquième supérieure au chiffre des
globules. Dès lors, il serait plus juste de dire que l'hypoglobulie est la caractéristique de l'albuminurie, ou
si l'on veut tenir compte en même temps de l'hypoleu-
comatie, que la spanémie (appauvrissement du sang)
accompagne cette diathèse morbide comme tant d'autres. En conséquence, la diminution de l'albumine perd
toute sa signification et ne saurait être rationnellement
invoquée ni comme lésion caractéristique de la leucomurie, ni comme condition prochaine des hydropisies qui
se montrent dans le cours de cette affection : autrement
il faudrait retrouver ces symptômes au même degré de
fréquence et d'intensité dans toutes les cachexies accompagnées d'une pareille disette de matériaux solides du
sang, ce qui est en contradiction avec l'observation la
plus vulgaire. (Gubler.) ·

Non content d'avoir prouvé que l'altération du sang des sujets atteints de diabète leucomurique, invisagée dans son ensemble, consiste en une véritable spanémie ; je tiens à insister sur la prédominance relative de l'albumine comparée aux globules et sur l'excès absolu de fibrine révélé pour la plupart des analyses.

Dans l'un des cas d'albuminurie chronique examinés par MM. Becquerel et Vernois, le chiffre des globules n'était que de 90,78, celui des matériaux solides du sérum restant à 63,22 ; dans une autre albuminurie aiguë, le poids absolu (71,27) des matériaux solides du sérum égalait presque celui (76,95) des globules ; mais combien ne le dépassait-il pas, si l'on a égard aux chiffres respectifs de ces deux parties composantes du sang à l'état physiologique ! Cette disproportion prouve la rupture de l'équilibre normal entre la production des corpuscules sanguins et l'apport des matériaux albuminoïdes.

Jusqu'ici j'ai supposé que la diminution des matériaux solides du sang, eu égard à la quantité d'eau du sérum, témoignait d'un abaissement réel du poids de ces principes dans la masse sanguine ; mais l'hypothèse inverse pourrait être soutenue : en thèse générale elle se vérifie, au moins en quelques cas. Les travaux de MM. Bouillaud, Potain, Beau, etc., établissent que la chlorose n'est souvent qu'une pléthore aqueuse. La même vue s'applique à l'état du sang chez les albuminuriques, notamment chez les femmes grosses, reconnues hydrémiques par tous les accoucheurs depuis les remarques de Cazeaux. Dans ces conditions, malgré l'amoindrissement de toutes les substances organiques relativement à la quantité d'eau dans un poids déterminé du liquide sanguin, il se peut que la quantité absolue d'un ou de plusieurs de ces principes soit réellement accrue, et qu'elle exerce en conséquence son action physiologique sur les diverses fonctions, spécialement sur la sécrétion rénale.

Or, ces choses, vraies pour les sujets atteints de diabète leucomurique, le sont *a fortiori* pour les femmes enceintes, chloro-anémiques d'avance et chez lesquelles l'albuminurie devient à son tour une nouvelle cause d'anémie par la désassimilation des principes protéiques du sang et par la dénutrition générale qu'elle détermine.

Je résume en quelques mots :

La femme enceinte est anémique.

Cette anémie devient cause d'albuminurie (passive pour ainsi dire).

L'albuminurie à son tour augmente la pléthore aqueuse.

Donc les femmes enceintes albuminuriques sont hydrémiques au suprême degré, bien plus que celles chez qui l'albuminurie n'existe pas ; et quand plus loin j'aurai cherché à prouver que l'appauvrissement du sang joue un rôle sérieux dans la pathogénie de l'éclampsie, il paraîtra peut-être naturel que l'albuminurie et l'éclampsie naissant des mêmes causes, se rencontrent si fréquemment ensemble.

Je passe à l'examen de la proposition suivante : Ne peut-on pas regarder l'éclampsie comme la cause de l'albuminurie?

Ceci n'est pas une vue hypothétique de l'esprit qui ne trouve de fondement nulle part. L'observation, avant que la théorie intervienne, conduit l'esprit à se poser cette question. Un grand nombre d'observateurs en effet, et parmi eux principalement MM. Depaul et Blot, ont constaté fréquemment une augmentation énorme dans la quantité de l'albumine excrétée chez les albu- minuriques pendant les attaques d'éclampsie. Souvent aussi, l'albuminurie qui n'existait pas avant les convul- sions, s'est montrée avec elles et avec elles a disparu. Ces faits se sont assez fréquemment renouvelés pour que l'on cherche à savoir s'il ne serait point vrai que l'éclampsie puisse être la cause de l'albuminurie, vérité que les faits tendent à prouver. Dans cette occurrence, la physiolo- gie nous tend un fil conducteur. Depuis les belles expé- riences de M. Claude Bernard, l'influence du système nerveux sur les glandes n'est plus un mystère pour personne. Nous avons vu plus haut, dans la descrip- tion de l'attaque éclamptique, la salive couler en abon- dance, la peau rougir et se couvrir de sueur, preuve évidente d'une activité fonctionnelle plus grande des organes. Les dilatations des capillaires suite de la para- lysie des nerfs vaso-moteurs expliquent aux reins comme elles l'expliquent aux glandes salivaires, comme elles l'expliquent à la peau, l'augmentation de l'acti- vité fonctionnelle, l'irritation sécrétoire si l'on veut, et comme conséquence possible, le passage de l'albu- mine dans l'urine. Des expériences physiologiques viennent à l'appui de cette manière de voir. L'interpré- tation inexacte de quelques expériences de Schiff et de Ludwig avait donné lieu à une théorie prématurée qui assignait à l'albuminurie nerveuse trois origines pos- sibles : la lésion des nerfs rénaux, celle des nerfs splan- chniques et la piqûre du quatrième ventricule. Les ex- périences ultérieures n'ont pas confirmé l'exactitude des deux premières assertions, et Witich a démontré que les lésions des nerfs splanchniques et celle des nerfs du rein proprement dits n'avaient pas sur la sécr étion urinaire l'influence qu'on lui avait attribuée.

Pour ce qui est de la piqûre du quatrième ventricule, il en est autrement. Des expériences extrêmement précises de M. Claude Bernard ont prouvé que la piqûre de la moelle allongée en un certain point du plancher ventriculaire détermine le passage de l'albumine dans l'urine, et ceci démontre bien quels rapports intimes unissent, dans certains cas, l'albuminurie à l'irritation nerveuse, ainsi que cela s'observe pour la glycosurie. De plus, un nombre assez considérable d'observateurs ont noté l'albuminurie dans les névroses. M. Claude Bernard a noté depuis plusieurs années l'albuminurie à la suite des convulsions chez les animaux. Quelques exemples, relatés par Bright lui-même, tendent à faire considérer l'albuminurie comme conséquence possible des attaques épileptiques. Cazeaux et Seyfert admettent cette étiologie. Si l'on en croit deux auteurs anglais cités par M. Hubert (thèse de Paris, 1864), l'influence des maladies mentales serait elle-même démontrée. M. Burnett rapporte un cas de folie à double forme, dans lequel il existait de l'albuminurie pendant la période de dépression, tandis qu'on n'en trouvait pas trace dans celle d'excitation. M. Simpson a observé trois cas de folie accompagnée d'albumine dans l'urine, et la disparition de la substance protéique précédait le retour à la santé.

Ces faits, en petit nombre il est vrai, mais rapportés par des hommes habiles et dignes de foi, ne tendent-ils pas à faire admettre les convulsions éclamptiques comme cause possible, et même probable, de l'albuminurie?

Un autre ordre de faits proche voisin de ceux-ci vient corroborer cette manière de voir et appuyer cette doctrine. On connaît les troubles profonds de la respiration, de la circulation et de l'hématose chez les éclamptiques : or l'albuminurie dans les maladies dyspnéiques est chose démontrée. Les travaux de M. Édouard Robin, préparés par ceux du Dr Prout et de MM. Dumas et Liebig, ont mis en lumière l'influence des troubles de l'hématose sur la leucomurie. Tandis que chez les animaux supérieurs l'albumine brûlée dans les capillaires passe dans l'urine sous forme d'acide urique et d'urée, les animaux à sang froid, tels que les batraciens ou les sauriens ont l'urine normalement albumineuse, parce que chez eux la combustion respiratoire est insuffisante pour oxyder complétement les substances protéiques. L'état albumineux de la sécrétion urinaire dans toutes les maladies dyspnéiques reconnaîtrait, d'après M. Édouard Robin, la même origine.

Le défaut d'oxygénation du sang peut donc devenir une cause puissante de diabète leucomurique. Ce fait s'observe aussi et surtout, dans l'asphyxie par les gaz irrespirables et toutes les fois qu'un obstacle prolongé s'oppose à l'hématose sanguine. C'est ainsi que, dans la production de l'albuminurie survenant dans le croup, la pneumonie double, la bronchite capillaire, on doit réserver la grande part de la causalité à l'asphyxie, qui diminue la proportion des principes comburés et favorise en même temps la dénutrition des solides. Tel est l'avis de Vogel, qui a vu l'albuminurie succéder à l'introduction de l'acide carbonique dans les veines des animaux, et ceci est aussi l'opinion de M. Gubler :

En résumé, l'éclampsie peut de deux façons différentes causer la leucomurie : d'abord par les troubles nerveux qui sont de son essence même, en agissant directement sur les reins ; ensuite par les troubles de l'hématose et la quasi-asphyxie qui leur succède fatalement, en empêchant les combustions intra-capillaires d'avoir lieu ; ce qui revient à charger le sang d'une quantité d'albumine supérieure à celle qu'il contient normalement, et pour ces deux motifs, albuminurie dans les deux cas.

J'ose dire que si ces choses ne sont pas démontrées d'une manière indiscutable, elles me paraissent infiniment probables, et l'esprit conçoit facilement qu'il en puisse être ainsi.

Quelle est donc la cause de l'éclampsie ?

Le point d'interrogation mis devant cette question est énorme. Le *quod erat demonstrandum* ne peut être placé à coup sûr devant aucune des explications proposées jusqu'ici, et là où les plus habiles ont échoué, je ne saurais me flatter de réussir.

J'espère avoir prouvé que l'éclampsie n'est point causée par l'hypérémie cérébrale, qu'elle n'est pas simplement une névrose, et qu'on ne saurait en voir nécessairement la cause ni dans l'intoxication urémique, ni dans la maladie de Bright. Où donc trouver la raison première, l'*ultima ratio* de ces redoutables convulsions, et quel trouble anatomique, dynamique ou fonctionnel invoquer pour en avoir une explication satisfaisante ?

Lorsqu'on réfléchit sur ce fait qui domine pour ainsi dire l'histoire de toute la grossesse, la pléthore aqueuse, l'anémie de la femme enceinte, et qu'on se rappelle l'expérience de Halès citée au commencement de ce travail; les expériences de M. Claude Bernard où il a vu périr dans les convulsions les animaux par suite d'hémorrhagie; celles de MM. Tenner et Kussmaul qui ont, par des saignées abondantes, réussi à provoquer des convulsions ; quand on voit, dis-je, et que l'on compare ces deux ordres de faits, l'esprit ne peut s'empêcher de faire un rapprochement entre l'éclampsie survenant chez la femme anémique et les convulsions observées chez les animaux qu'on prive de leur sang. L'infiltration qu'on observe chez ces femmes vient confirmer cette manière de voir. « *Imprimis*, disait Van Swieten, « *hydrops metuendus est, post abortum, puerperium, post in-* « *gentes sanguinis evacuationes.* » On voit que le célèbre médecin assimilait l'anémie constitutionnelle de la femme enceinte et en couches à l'anémie traumatique suite des hémorrhagies.

L'anatomie pathologique a montré dans certains cas, à l'autopsie des éclamptiques, une décoloration, un ramollissement de la substance cérébrale; et M. Andral enseigne que l'anémie, aussi bien que la phlegmasie, peut produire le ramollissement. D'autres fois, on a trouvé des épanchements séreux à la surface ou dans les cavités de l'encéphale (Rilliet, Natalis Guillot), et le professeur Braun a rencontré des suffusions séreuses abondantes dans le canal rachidien. Or, ces épanchements de sérosité ne sont-ils point la conséquence immédiate de l'hydrémie ?

C'est donc dans la dénutrition des tissus nerveux (Gubler), dans l'anémie encéphalique, dans l'œdème de la substance cérébrale, dans les collections séreuses de l'encéphale ou de la moelle, qu'on doit voir, je crois, la cause probable de l'éclampsie.

Les convulsions puerpérales peuvent reconnaître d'autres causes : il est des cas où la pléthore sanguine et l'hypérémie cérébrale active ont pu produire la maladie. Ceci, je ne le nie point; mais j'admets que ces cas sont très-rares et que presque toujours, c'est non dans l'hypérémie, mais bien au contraire dans l'anémie, qu'on doit voir la cause première des convulsions puerpérales.

TRAITEMENT.

Voici la partie vraiment importante dans ce travail. A juste titre, on regarderait comme un bienfaiteur de l'humanité, le médecin qui trouverait un remède certain contre l'éclampsie. Cette maladie est terrible. Jusqu'à présent, le tiers au moins des malheureuses qu'elle a attaquées y a succombé.

L'opinion d'hommes compétents et quelques chiffres rendront cette proposition évidente.

Suivant M. Paul Dubois, l'éclampsie est le plus grave de tous les accidents qui peuvent survenir dans le cours de la grossesse et pendant l'accouchement.

Jacob dit que toutes les éclamptiques meurent.

L'opinion de Mme Lachapelle est que le traitement le mieux dirigé ne sauve que la moitié des femmes.

Cazeaux dit que l'éclampsie coûte la vie à une femme sur trois; c'est aussi l'opinion de Braun.

Le Dr Hunter avance que la grande majorité des éclamptiques succombe.

Le Dr Parr évalue le nombre des morts à 7 sur 10.

Becquerel évalue à la moitié le nombre des cas où l'éclampsie a un résultat funeste.

Quant à la mortalité des enfants, elle est réellement effrayante. Tous les auteurs s'accordent pour l'évaluer à plus des deux tiers.

Toutefois, parmi les opinions citées plus haut, quelques-unes exagèrent peut-être la gravité de la maladie. Les chiffres, quoique tristement instructifs, indiquent des résultats moins terribles que ceux mentionnés par Jacob, Hunter et Parr.

Sur 328 cas d'éclampsie relevés par Churchill, 70 mères succombent; c'est-à-dire 1 sur 4 1/2.

Des 42 éclamptiques de Mauriceau, 21 ont succombé.

M. Velpeau sur 21 cas d'éclampsie a obtenu 13 guérisons et 8 fois la femme a succombé.

Merriman cite 48 cas de convulsions puerpérales : il y eut 11 femmes mortes et 34 *enfants mort-nés*.

Champion, 10 observations, 3 femmes mortes et 5 enfants morts.

Des 23 éclamptiques observées par Mme Lachapelle, 9 succombèrent.

M. Prestat cite 10 observations : il y eut 5 femmes mortes.

M. de Soyres a fait dans sa thèse le relevé des cas d'éclampsie observés à la Clinique de la Faculté de 1841 à 1851 : sur 26 éclamptiques, on eut 12 *femmes mortes*.

En voilà assez, je pense, pour montrer quelle importance énorme le traitement acquiert dans une maladie aussi grave.

Malheureusement, ainsi que je l'ai dit en commençant, la science est loin d'être fixée sur ce point, et des agents thérapeutiques divers sont employés avec des succès et souvent des insuccès variés dans le traitement de l'éclampsie.

Je dirai quelques mots seulement des évacuants, des révulsifs cutanés, des hyposthénisants, et de l'accouchement forcé. Ces moyens thérapeutiques, dont l'utilité n'est, je crois, contestée par personne, hormis pourtant l'accouchement forcé, n'ont point par eux-mêmes une puissance d'action assez grande pour que, dans la majorité des cas, on puisse se borner à leur emploi dans le traitement des convulsions. Je n'en parlerai donc qu'incidemment, et je consacrerai spécialement cette seconde partie de mon travail à l'étude critique des deux principaux modes de traitement que l'on oppose aujourd'hui à l'éclampsie : le traitement par la saignée, le traitement par les anesthésiques et notamment par les inhalations de chloroforme.

TRAITEMENT PAR LA SAIGNÉE.

A Jove principium ; parlons d'abord de la saignée. De tout temps on a employé contre les convulsions éclamptiques les émissions sanguines. L'ancienne école saignait donc, et suivant qu'on croyait, outre la spoliation générale du système circulatoire, obtenir une dérivation plus ou moins forte ou une déplétion des vaisseaux engorgés ; on pratiquait la saignée : ceux-ci à tel endroit et ceux-là à tel autre endroit. Ainsi, tandis que le plus grand nombre des médecins pratiquaient la saignée du bras, Puzos et Petit pratiquaient la saignée de la jugulaire, Denman et plusieurs avec lui ouvraient l'artère temporale. Enfin, la saignée du pied jouit d'une grande faveur à l'époque où l'on vit Vermond guérir Marie-Antoinette d'une attaque d'éclampsie avec une saignée du pied et l'application de la glace sur la tête.

Broussais vint, et avec lui la saignée monta au pinacle et régna sur la thérapeutique. On saigna, on saigna quand même, on saigna toujours ; et les marais se dépeuplèrent de sangsues. Depuis ce temps, une vive réaction s'est faite dans le monde médical contre la méthode des émissions sanguines. Les médecins de l'école moderne saignent peu malgré l'exemple d'un illustre maître, M. le professeur Bouillaud ; et de plus en plus, ils tendent à saigner de moins en moins. Ce mouvement réactionnaire si accusé, si violent pour ainsi dire, dû à une sorte de protestation contre l'erreur d'un grand homme ; manifestation d'un renoncement complet à la doctrine physiologique, dû peut-être aussi à cette bizarre imperfection de la nature humaine qui fait que presque toujours nous sommes au delà ou en-deçà de la vérité ; et en tout cas, je me hâte de le dire, fruit des découvertes nombreuses dont la science s'est enrichie depuis quarante ans : ce mouvement réactionnaire, dis-je, s'est produit faiblement dans la thérapeutique de l'art obstétrical. Un grand nombre d'accoucheurs, et parmi eux des hommes très-distingués, qui par leur savoir et leur position font autorité dans la science, ont conservé à la saignée le premier rang dans leur arsenal thérapeutique et invariablement ils opposent à l'éclampsie les émissions sanguines.

Parmi ces médecins, je mets en première ligne M. le professeur Depaul qui a dans la saignée une confiance entière et absolue ; voici textuellement ce qu'il dit à ce sujet :

« C'est dans les émissions sanguines générales qu'il faut chercher la médication curative par excellence. Mais pour être efficaces, les saignées doivent être *abon-*

dantes et ordinairement *répétées plusieurs fois dans l'espace de quelques heures*. J'ai eu plusieurs fois recours à quatre saignées dans l'espace de cinq heures de manière à retirer plus de 2,000 grammes de sang. *La pâleur du visage, l'infiltration partielle ou générale*, la constatation de l'albuminurie, ne doivent pas faire renoncer à cette thérapeutique. Le point principal, c'est de recourir de bonne heure à l'emploi de ce moyen. »

On le voit par cette citation, M. Depaul est partisan de la saignée quand même, et dans l'opinion de ce professeur, il suffit que l'éclampsie existe, pour que la saignée et la saignée répétée *largâ manu* soit indiquée.

M. Mascarel est complétement de l'avis de M. Depaul. Pour lui, dans le traitement de l'éclampsie, hors la saignée point de salut. Plus que M. Depaul même, il se montre partisan des émissions sanguines à hautes doses, puisque dans les cas graves il veut qu'on ouvre une veine à chaque bras.

M. le professeur Paul Dubois saignait également les éclamptiques ; mais il se montrait plus sobre d'émissions sanguines, je crois, que ne l'est M. le professeur Depaul.

Cazeaux conseille de saigner les femmes prises de convulsions :

« Au premier rang des moyens curatifs, dit-il, il faut placer les émissions sanguines qui ont été pratiquées sous toutes les formes. »

Néanmoins, nous verrons plus loin que cet auteur met à l'emploi de la saignée des restrictions prouvant que, dans sa pensée, les émissions sanguines n'étaient pas un moyen sûr de guérir l'éclampsie et qu'elles pouvaient même dans certains cas avoir des résultats funestes.

M. le professeur Pajot n'est point hostile à la saignée ; mais je crois savoir qu'il se montre très-réservé dans l'emploi de ce moyen et qu'il l'applique à certaines éclamptiques bien plus qu'il ne le dirige contre l'éclampsie elle-même.

Des médecins anglais, Dewees, Burns, Hamilton, Ramsbotham, ont préconisé l'emploi des émissions sanguines dans le traitement des convulsions puerpérales.

En France, des praticiens distingués de la province n'acceptent pas d'autre mode de traitement pour l'éclampsie ; et, parmi eux, je citerai M. le Dr Bonafos, médecin de l'hôpital de Perpignan. Cet honorable praticien, dans un mémoire inséré dans le journal de médecine de Lyon, cherche à établir que l'éclampsie livrée à elle-même est toujours suivie de mort, et que le seul traitement des convulsions est la saignée. Sont-ce ses convictions intimes que M. Bonafos a exprimées dans son mémoire ? je ne le crois pas. Dans une lettre que ce médecin m'a fait l'honneur de m'écrire et dont je citerai plus loin des fragments, M. Bonafos se montre beaucoup moins exclusif et beaucoup plus sage, à mon sens.

M. de Soyres est également partisan de la saignée : j'aurai à discuter sérieusement les arguments dont il s'appuie pour faire prévaloir son opinion.

J'ai fait la part belle aux partisans des émissions sanguines : j'ai cité leurs noms, et, parmi ces noms, il en est de considérables ; j'ai cité textuellement leurs opinions ; j'ai cité leurs statistiques. Leurs convictions, je les respecte, mais je ne saurais partager leur manière de voir. Je suis loin d'admettre que, dans la saignée, il faille voir le traitement unique et fatal de l'éclampsie ;

je crois même qu'en pareil cas la saignée est souvent un moyen dangereux.

J'ai, plus haut, essayé de prouver que la cause dominante dans la pathogénie de l'éclampsie est l'anémie de la femme enceinte ; et si j'ai réussi à faire entrer ma conviction dans l'esprit du lecteur, il doit être maintenant disposé à admettre *à priori* qu'à ces convulsions, suite de l'anémie, non-seulement il est des moyens thérapeutiques à opposer en dehors des émissions sanguines ; mais qu'au contraire ce mode de traitement doit être réservé pour des cas exceptionnels, puisque dans les circonstances ordinaires, il tend à augmenter l'anémie, cause du mal.

Cette proposition que la théorie indique, je vais l'étayer de l'opinion d'hommes compétents, basée elle-même sur l'observation exacte et impartiale des faits.

Cazeaux, qui pourtant recommandait l'emploi de la saignée, s'exprime ainsi :

« La saignée générale, même portée au point d'affaiblir beaucoup la malade, n'est pas un moyen sûr de prévenir la congestion cérébrale et même l'épanchement ; car ces altérations anatomiques ont été constatées chez des femmes mortes après d'abondantes émissions sanguines obtenues par la lancette. D'un autre côté, poussée au delà de certaines limites, elle pourrait bien devenir elle-même une nouvelle cause d'excitation pour la moelle épinière, comme cela s'observe à la suite de grandes hémorrhagies, dont les symptômes ultimes sont presque toujours ceux des convulsions. »

M. Blot, dans sa thèse inaugurale (1849), professe que l'éclampsie est liée à une congestion cérébro-spinale et conseille la saignée du bras : « Mais, dit-il, avec *parcimonie* et *mesure*, parce que ces femmes sont exposées à des hémorrhagies après l'accouchement ; et de plus, parce que la saignée diminue la plasticité du sang déjà appauvri par le passage de l'albumine dans l'urine. »

En 1846, époque à laquelle on ne connaissait pas encore les propriétés anesthésiques de l'éther et du chloroforme, M. Jacquemier s'exprimait ainsi :

« Poussées trop loin, les émissions sanguines augmentent la prostration sans arrêter les progrès de l'asphyxie. D'ailleurs, elles sont loin d'avoir toute l'efficacité que l'accord à la prescrire peut faire supposer. Dans la pratique, elles sont employées avec profusion plutôt qu'avec ménagement, et cela a des inconvénients sérieux dans les établissements publics, où l'on voit les phlegmasies puerpérales se développer si facilement à la suite des grandes pertes de sang. »

M. Prestat assure avoir remarqué que, chez toutes les femmes qui avaient été largement saignées, il survenait un affaissement considérable, et que ces femmes étaient sujettes à succomber à une péritonite puerpérale.

Je sais de source certaine (communication verbale à un examen) que M. le professeur Pajot autorise la saignée seulement dans certains cas et qu'il désapprouve complétement les émissions sanguines s'adressant à l'éclampsie en général et non à telle éclamptique en particulier.

Dans son remarquable mémoire couronné par la Société médicale de Bruges, M. Liégard (de Caen) a rassemblé 28 observations de faits d'éclampsie. Dans ces 28 cas, observés par différents auteurs, on a employé la saignée, le chloroforme, les affusions froides sur la tête, l'accouchement forcé, etc. (1). Ces observations, je ne les relaterai point ici. Toutes ont été publiées : plusieurs même ont été consignées dans des recueils différents; ce serait faire double et triple em-

(1) Voici l'indication des sources où ont été puisées les 28 observations de M. Liégard. J'en fais ici le relevé, afin que le lecteur puisse vérifier, s'il le juge à propos.

1re. — *Journ. de méd. et de chirurg. prat.*, janvier 1830. Femme pléthorique. Saignée.

2e. — M. le Dr Brosse. Femme pléthorique. Saignée.

3e. — M. Estevenet. *Journ. de méd. de Toulouse*, 1857. Saignée.

4e. — M. Maigrot. *Journal des conn. méd.-chirurg.*, 1853. Saignée.

5e. — M. Miquel (d'Amboise). Femme brune, robuste, fortement musclée. Saignée.

6e. — M. de Beule. Incisions multiples du col. Gand, 1851.

7e. — In *Gaz. des hôp.*, 1856. Saignée.

8e. — M. Liégard. Saignée, puis chloroforme.

9e. — Dr Booth. Affusions froides.

10e. — M. Hullin (de Mortagne), in *Acad. de méd.*, juin 1845. Bains chauds et affusions froides sur la tête.

11e. — M. Plat. *Bulletin de thérap.*, 1848. Saignée.

12e. — Delarue (de Bergerac), 1855. Saignée, puis opium.

13e. — M. Viserie, in *Gaz. des hôp.*, 24 septembre 1857. Saignées, puis opium.

14e. — M. Van-Oye. Saignées, puis ammoniaque. Bruges, 1851.

15e. — M. le professeur Richet. *Revue médico-chirurgic.*, mars 1848. Chloroforme.

16e. — Dr Sedywick, in *Medical Times*, 1849. Saignées, puis chloroforme

17e. — Même auteur, même recueil, même traitement.

18e. — M. Liégard. Saignée, puis chloroforme.

19e. — M. Liégard. Même traitement.

20e et 21e. — M. Macario, in *Journ. des conn. médico-chirurg.*, 1854. Saignée, puis chloroforme.

22e. — M Messinger, in *Gaz. des hôp.*, 13 février 1855. FEMME NON ALBUMINURIQUE. Saignée, puis chloroforme.

23e, 24e, 25e. — M. Piedagnel, dans la thèse de M. Fremineau, 1856, *in Bull. gén. de thérap.*, janvier 1856. Dans la 24e observation, FEMME NON ALBUMINURIQUE. Saignée et sangues dans la 24e. Chloroforme en potions et en inhalations dans les trois cas.

26e. — In *Schweizer med.*, 1851. Chloroforme en lavements.

27e et 28e. — M. Liégard. *Ibid.* Saignées, puis chloroforme.

ploi. Je veux seulement transcrire le tableau synoptique en quelque sorte, le résumé, si l'on veut, que trace M. Liégard des effets de la saignée dans ces divers cas. Et auparavant, je fais remarquer qu'on ne saurait accuser l'honorable médecin de Caen d'avoir choisi les cas où la saignée avait eu des résultats défavorables : d'abord, parce que les auteurs, d'ordinaire, ne publient point les observations des cas où ils ont eu à essuyer un échec ; ensuite, parce que le nombre des observations d'éclampsie publiées n'est pas tellement considérable qu'on puisse choisir beaucoup ; et enfin, parce que les bibliothèques de province ne sont pas assez riches pour qu'on puisse y faire un tel choix. Il est évident pour moi que M. Liégard a pris ce qu'il a pu trouver, sans choisir. Voici donc le résumé en question ; c'est court mais instructif :

«Si nous ajoutons maintenant à toutes ces considérations un examen attentif de nos nombreuses observations, nous arriverons à une certitude aussi complète que possible de l'inutilité et du danger de la saignée, *en général*, dans l'éclampsie. Ainsi, dans la 4e observation, nous voyons une saignée pratiquée au quatrième mois être suivie aussitôt de *l'œdème du pied droit ;* après une deuxième saignée à 7 mois, il se manifeste bientôt une amaurose (*cécité complète*) *suivie immédiatement d'un accès d'éclampsie.* Dans la 7e observation, après plusieurs saignées générales : *accès plus forts et plus fréquents.* Dans la 11e, nous lisons : *une saignée à chaque bras, puis* 15 *sangsues au cou* : résultat nul. Dans la 12e : les convulsions ne cessaient pas, malgré *une saignée générale large et abondante.* Dans la 13e, deuxième saignée de 500 grammes : *amélioration nulle.* Dans la 14e observation, c'est après une hémorrhagie abondante que les convulsions se déclarent ; elles augmentent à l'occasion d'une *nouvelle hémorrhagie,* après l'expulsion du placenta. Le lendemain il y avait du mieux ; mais, comme le pouls était fort, une saignée fut pratiquée : AUSSITÔT, *un accès d'éclampsie* se montra SI TERRIBLE qu'on crut la femme morte. Même insuccès dans la 16ᵉ observation. Dans la 17ᵉ : *deux saignées* furent pratiquées ; attaque *plus violente ; troisième saignée, sangsues aux tempes,* sinapismes, attaque *plus violente encore.* 18ᵉ : je pratiquai une saignée de 700 grammes : *quelques minutes après* se manifesta *une forte attaque d'éclampsie.* 20ᵉ : ..... persistance des convulsions : *nouvelle saignée ; nul changement.* 22ᵉ : on eut recours à *une saignée du bras :* les *accès devinrent plus fréquents.* 27ᵉ : *une saignée de* 400 *grammes* fut pratiquée, après laquelle les accès augmentèrent de *violence et de fréquence.* Le lendemain, on *rouvrit la saignée.....,* puis, survint un accès *beaucoup plus fort,* qui dura vingt minutes et fut suivi d'un *coma stertoreux profond.* On le voit donc, dans presque toutes nos observations, la saignée s'est montrée non-seulement inutile, mais même évidemment dangereuse. »

J'ai observé moi-même, il y a deux mois environ, à la Clinique de la Faculté, un cas d'éclampsie dans lequel les saignées se sont montrées tout à fait impuissantes à faire cesser les convulsions. La malade était une jeune primipare et avait eu plusieurs accès d'éclampsie avant son admission à l'hôpital. Dès son entrée on lui fait une première saignée de 600 grammes : les attaques continuent. M. le professeur Depaul, deux heures après, pratique lui-même une deuxième saignée de 500 grammes. Les attaques continuent encore et l'application de sangsues aux apophyses mastoïdes ne parvient pas à enrayer les convulsions. Après la deuxième saignée, cette malheureuse eut encore VINGT-SEPT attaques; et l'accouchement lui-même, inaperçu par la malade et qui s'effectua pendant le coma profond succédant aux accès ne mit point un terme à la maladie, puisque six fois encore les convulsions se montrèrent après la délivrance.

Du reste, M. le professeur Depaul déclarait lui-même que ce cas n'offrait rien de décisif en faveur de son mode de traitement.

Cette infortunée guérit pourtant de ses convulsions; mais une métro-péritonite survint, et après la phlegmasie abdominale, un érysipèle de la face et du cuir chevelu apparut, si grave que la malade en mourut.

M. Trousseau, dont l'expérience est grande en pareille matière, s'exprime ainsi :

«Je ne comprends pas plus dans le traitement de l'éclampsie, les saignées générales ou locales destinées à combattre cette *prétendue* cause des convulsions puerpérales (la congestion cérébrale) que je ne les comprends dans l'épilepsie ou dans l'éclampsie des enfants. »

Un médecin de Lyon, honorablement connu, M. le Dr Horand, dans son mémoire lu à la Société médicale de Lyon, s'élève contre l'emploi des émissions sanguines dans le traitement de l'éclampsie :

« *La saignée*, dit-il, *est un moyen dangereux pour la mère, et peut-être aussi pour l'enfant.*

«Les partisans de la saignée ont fait valoir, en faveur de cette méthode, l'utilité de combattre la congestion cérébrale chez les éclamptiques; mais les autopsies n'ont point donné raison à cette manière de voir, et en agissant ainsi, on ne s'adresse point à la cause de l'éclampsie. »

Un grand nombre de médecins français et étrangers, et, parmi ces derniers, le professeur Braun, de Vienne, dont le nom fait autorité dans la science, excluent les émissions sanguines du traitement de l'éclampsie.

Voici comment s'exprime le professeur Braun :

« La déplétion générale du sang, dans l'éclampsie, produit en général des effets fâcheux : car la cyanose de la face qu'on observe chez les femmes éclamptiques n'est que la conséquence du spasme, et la saignée augmente l'hydrémie, n'améliore pas la crise nerveuse, favorise les trombus puerpéraux et la pyémie pendant les couches, augmente souvent les paroxysmes et est une cause d'épuisement et de faiblesse, ce qui rend la convalescence très-longue.

« Maigrier, Peterson, Kiwisch, King, Bloot, Sedywick, Churchill, Litzmann, William's, Miquel, Schwartz, Legroux, Thomas et moi, avons *très-énergiquement* exprimé notre opinion là-dessus. Dans les cas d'éclampsie urémique, nous repoussons la phlébotomie, dont les effets sont toujours *au moins douteux* et deviennent parfois funestes. J'ai conclu, d'une longue série d'observations, que les meilleurs résultats obtenus confirment l'opinion que je viens d'émettre, qu'une dépression générale du sang dans l'éclampsie urémique produit très-rarement un effet favorable sur les symptômes, et *cause presque toujours des dommages irréparables.*

« Les partisans de l'hypothèse dans laquelle l'éclampsie est considérée comme produite par l'hydrémie se mettent en contradiction avec leur théorie, en préconisant la phlébotomie comme un remède souverain.

«On a adopté dans plusieurs contrées, et on y conserve encore cette opinion, que des saignées générales abondantes et souvent répétées dans un même jour, sont l'unique panacée de l'éclampsie. L'état actuel des connaissances théoriques que l'on possède sur cette maladie et l'*effrayante mortalité des mères et des enfants qu'entraîne toujours ce mode de traitement*, s'élèvent également contre lui.»

Je ne puis citer ici l'opinion de tous les hommes compétents qui bannissent la saignée du traitement de l'éclampsie. Les opinions que je viens d'exposer suffiront, je l'espère, pour montrer au lecteur combien de médecins, et des mieux autorisés, ne saignent pas les éclamptiques. Qu'on se rappelle maintenant les tristes résultats indiqués par la statistique; et dans les cas rapportés par les statistiques que j'ai transcrites ici, on a saigné, puisqu'à l'époque où furent faits ces relevés, les émissions sanguines étaient le seul moyen vraiment actif qu'on eût à opposer aux attaques d'éclampsie; qu'on se rappelle les faits cités par M. Liégard, où l'on voit la saignée n'apporter aucune amélioration dans l'état des malades, quand elle ne devient pas la cause évidente des accidents. Si maintenant le lecteur veut bien admettre que l'anémie est la cause première de l'éclampsie, il pourra se convaincre aisément de la vérité de la proposition suivante : La théorie, les résultats fournis par la statistique, les faits cliniques, l'opinion d'un très-grand nombre de médecins; tout, en un mot, concourt à faire regarder la saignée comme un moyen infidèle, souvent inutile, souvent d'un emploi dangereux dans le traitement de l'éclampsie.

Est-ce à dire qu'on doive bannir les émissions sanguines du traitement de l'éclampsie? Non, certainement non. J'ai dit plus haut que dans des cas rares, il est vrai, mais dont on ne saurait contester l'existence, l'éclampsie paraissait évidemment liée à une pléthore sanguine et à une hypérémie cérébrale manifestes. Dans ces cas, la saignée est indiquée et tous les auteurs sont de cet avis; le professeur Braun lui-même, si hostile à la méthode des émissions sanguines, partage cette manière de voir et recommande l'emploi de la saignée en pareille circonstance. De tous les médecins qui ont écrit sur le traitement de l'éclampsie, M. Trousseau et M. Horand (de Lyon) sont, je crois, les seuls qui proscrivent absolument la saignée. Cette opinion est trop absolue, car par la phlébotomie on a obtenu la guérison chez des femmes pléthoriques prises de convulsions. La première et la deuxième observation de M. Liégard ont trait à des femmes brunes, robustes; dans les deux cas, les malades ont guéri par la saignée. M. Bonafos rapporte des exemples analogues, et, *à priori*, la théorie indique qu'il en doit être ainsi. Mais, je le répète, ces cas sont l'exception, non la règle. M. Paul Dubois, qui néanmoins saignait, admettait que le tempérament lymphatique exagéré est une cause prédisposante puissante de l'éclampsie et la cause la plus commune. Or, de là à la pléthore il y a loin.

Il est un autre ordre de circonstances où les émissions sanguines peuvent rendre des services : à la suite d'attaques prolongées et répétées, les malades finissent par tomber dans un coma apoplectique en quelque sorte et dans ce cas encore, la congestion cérébrale, effet, cette fois, et non cause de convulsion, devient évidente. Je crois qu'en pareille circonstance, une petite saignée du bras et l'application de sangsues aux apophyses mastoïdes trouvent leur indication.

Concurremment avec les émissions sanguines, on peut employer des moyens d'un autre ordre, mais tendant, comme la saignée, à spolier l'encéphale de la trop grande quantité de sang que ses vaisseaux contiennent. Ainsi, les révulsifs cutanés aux extrémités (sinapismes), les purgatifs hydragogues, comme le jalap, et principalement les grandes ventouses Junod, trouveront ici leur application.

Il est des cas où les hyposthénisants, dont l'effet thérapeutique est si proche voisin de celui des émissions sanguines, peuvent être utiles. M. Tarnier a obtenu un succès avec le tartre stibié à haute dose; il est vrai de dire que, dans un autre cas, le même moyen a échoué.

Je me résume en quelques lignes : Il est deux ordres de cas où se trouve légitimé l'emploi des émissions sanguines dans le traitement de l'éclampsie : 1° chez les femmes pléthoriques; 2° lorsque la maladie dure depuis longtemps et que la fréquente répétition des attaques a amené une violente congestion cérébrale; encore, dans le second cas, pourrait-on remplacer la saignée par des dérivatifs.

Hormis ces deux circonstances, je crois qu'on doit bannir formellement les émissions sanguines du traitement de l'éclampsie : j'ai donné plus haut de bonnes raisons à l'appui de cette assertion. Une médication d'un ordre tout à fait différent, et dont l'étude est à l'ordre du jour, paraît promettre des résultats bien plus satisfaisants que ceux fournis par la saignée. Cette médication, c'est l'emploi des anesthésiques, et notamment les inhalations de chloroforme. Je vais·tâcher de démontrer, dans le chapitre suivant, que, dans l'immense majorité des cas, c'est à cette médication qu'on devra avoir recours contre l'éclampsie.

TRAITEMENT PAR LE CHLOROFORME.

Je ne ferai point ici l'histoire de l'anesthésie. Les détails dans lesquels je pourrais entrer à ce sujet ne se rattacheraient qu'indirectement à la question que je traite. Je rappellerai seulement que l'action stupéfiante de l'éther sulfurique sur le système nerveux, découverte en 1847, par les dentistes américains Morton et Horace Wells, fut mise à profit en cette même année 1847, par le Dʳ Channing, de Boston, dans le traitement de l'éclampsie ; et que l'emploi de l'éther, en pareille occurrence, fut suivi de succès.

L'année suivante, le 24 février, à l'hôpital Saint-Louis, M. le professeur Richet administrait le chloroforme à une jeune primipare prise de convulsions pendant le travail et le succès couronnait l'emploi des inhalations anesthésiques : la mère guérit rapidement et l'enfant vécut. C'était pour la première fois qu'en France on employait le chloroforme, agent anesthésique né d'hier, et c'était là un beau résultat.

En même temps, le professeur Simpson, d'Édimbourg, employait également le chloroforme et également, entre ses mains, les inhalations anesthésiques amenaient la guérison. On pourra voir (*in the Monthly Journal*, Édim·

bourg, 1852) le détail de ces faits rapportés par le professeur Simpson lui-même.

A quelques temps de là, au mois de janvier 1849, M. Gros, de Sainte-Marie-aux-Mines, donnait le chloroforme à une femme prise d'éclampsie après l'accouchement, et encore une fois la guérison était obtenue. Les émissions sanguines avaient déjà été employées sans aucun résultat. Quelques détails :

A sept heures du soir, le Dr Neser pratique une large saignée : à neuf heures, nouvelle attaque plus forte que les précédentes, et qui dure cinq minutes.

Deuxième saignée : à dix heures et demie attaque très-violente.

A onze heures, le Dr Gros rouvre la saignée et laisse couler 600 grammes de sang : à minuit, nouvelle attaque très-violente.

A une heure du matin nouvelle attaque.

Au début de cette attaque, on donne le chloroforme et immédiatement la maladie cesse ; car l'accès de une heure du matin fut le dernier, et la malade se trouva guérie.

Voici comment M. Gros termine l'exposé de son observation :

« Nous y voyons la maladie résister à trois saignées copieuses faites en quelques heures, les accès se rapprocher de plus en plus, la mort devenir imminente ; et tous ces accidents sont arrêtés comme par enchantement par les inhalations de chloroforme. »

Malgré ce fait auquel rien ne manque pour être probant, malgré le succès obtenu par M. Richet, malgré les cas de guérison rapportés par Channing et le professeur Simpson, les accoucheurs, en France particulièrement, mirent peu d'empressement à adopter le nouvel agent thérapeutique, et l'on continua de saigner.

Plusieurs médecins distingués se trouvèrent même pour proscrire complétement le chloroforme du traitement de l'éclampsie. Ainsi M. Depaul, qui use volontiers des inhalations anesthésiques dans les cas de dystocie, n'admet pas qu'on les emploie dans les cas de convulsions. En 1854, l'honorable professeur imprimait que : *ni le raisonnement ni les faits ne pouvaient conduire à l'emploi de ce moyen.* M. Mascarel partageait cette manière de voir. M. Paul Dubois n'était point hostile au chloroforme, mais cet agent ayant donné entre ses mains des résultats douteux, il lui préférait la saignée.

Il est regrettable que les jeunes médecins, qui ne peuvent, en matière de traitement, baser leurs convictions sur leur expérience personnelle, puisque ceci leur manque presque complétement, ne cherchent pas toujours à s'éclairer dans cette question délicate de la comparaison des opinions, de l'observation attentive des faits, et de l'analyse minutieuse des résultats obtenus par telle ou telle médication.

Ainsi M. le Dr Godard, dans son *Etude sur le traitement de l'éclampsie puerpérale* (thèse de 1866), consacre à peine une page de son travail au traitement par les anesthésiques, et encore ne parle-t-il que vaguement de cette médication.

Après avoir dit que Simpson *essaya* (?) de combattre les convulsions par les inhalations de chloroforme, M. Godard ajoute : « D'autres accoucheurs, tels que Cumming, Gros, Eliot, Valleix, Richet, Tarnier et Blot, l'ont employé depuis et, dans certains cas, avec avantage. Comment établir la part d'action du chloroforme dans ces résultats? Nous avouerons franchement notre embarras de néophyte pour juger la question. »

Néophyte, M. Godard l'était quand il soutint sa thèse; je le suis aussi, comme en pareille circonstance tous nos confrères le sont également. Mais, si à cause de ce *néophytisme*, nous devons être décrétés d'impuissance, je constate que c'est une impuissance absolue, et non une impuissance relative.

Ainsi je ne saurais admettre que M. Godard, qui se montre compétent et même savamment compétent à juger le traitement par les émissions sanguines, devienne brusquement incompétent lorsqu'il s'agit d'apprécier les effets du chloroforme.

«Comment établir la part d'action du chloroforme dans ces résultats?» se demande M. Godard.

C'est bien simple. Dans les cas semblables à celui que rapporte M. Gros (et ils ne sont pas rares), où les convulsions ont persisté et même redoublé de violence malgré les saignées répétées, puis où elles ont cessé avec l'emploi des inhalations anesthésiques, on ne peut guère s'empêcher d'attribuer la guérison au chloroforme, ceci étant un phénomène sensible perçu par les sens. Quant aux cas d'éclampsie et ils sont nombreux, comme on le verra plus loin, où le chloroforme a été employé *seul* et a *seul* triomphé de la maladie; je comprends malaisément comment, en pareille circonstance, on pourrait être embarrassé pour apprécier la valeur des résultats obtenus.

Le reproche que je viens d'adresser à M. Godard, je l'adresserai à M. Laforgue.

On trouve dans le *Journal de médecine* de Lyon, août 1866, une observation d'éclampsie de M. Laforgue, professeur d'accouchements à Toulouse. Ce médecin commence par saigner sa malade, et, en dépit des saignées, les convulsions persistent et les attaques se succèdent. Alors il administre le chloroforme; les accidents nerveux cessent et la femme guérit. C'est là un succès indiscutable, et pourtant voici la conclusion de M. Laforgue : « Mais il ne faut pas se hâter de conclure d'après l'axiôme vulgaire : *Post hoc, ergo propter hoc.* »

Si tous les observateurs raisonnaient de cette façon et assimilaient aux banales circonstances dans lesquelles le *post hoc, ergo propter hoc*, invoqué à tort, est justement décrié, les résultats thérapeutiques manifestes produits par des agents d'une puissance incontestable, il deviendrait tout à fait impossible de s'entendre sur la valeur des médications employées; et dès lors, pourquoi publier les observations des cas où tel remède a réussi?

M. Bonafos, médecin de l'hôpital de Perpignan, est ennemi juré des inhalations anesthésiques. Cet honorable praticien s'est mis à ma disposition avec une complaisance dont je ne saurais trop le remercier ici et je regrette vivement de ne pouvoir partager sa manière de voir : mais, ses conclusions je ne saurais les admettre.

Voici ce que dit M. Bonafos : c'est court, mais chaque mot porte :

« Le BON SENS doit faire rejeter le chloroforme. On y a recours avant, pendant ou après l'attaque d'éclampsie.

« *Avant l'attaque, la malade est plongée dans le coma.* » Pardon, après un grand nombre d'accès, cela est en effet; mais au bout de quatre ou cinq crises il est très-fréquent de voir une lucidité plus ou moins complète exister dans l'intervalle des attaques; et d'ailleurs, pourquoi accepter *à priori* comme démontré qu'en pareille

circonstance le coma contre indique l'emploi du chloroforme ?

« *Pendant l'attaque, la respiration ne se fait pas.* » Encore
pardon : la respiration se fait mal, mais elle se fait,
et entre ces deux faits, respirer mal, ou ne pas respirer
du tout, on trouve l'énorme différence qui est entre ce
qui existe et ce qui n'existe point. Du reste, les troubles
violents de la respiration sont la conséquence immédiate
de la crise nerveuse et des spasmes musculaires. Calmez
l'ataxie nerveuse, amenez la sédation générale, stu-
péfiez les organes révoltés, anéantissez l'influx nerveux :
l'hématose reprendra ses droits et la respiration se
fera. Ces troubles respiratoires sont à mon sens un
motif pour administrer le chloroforme.

« *Après l'attaque, il y a menace d'asphyxie.* » Raison de
plus pour l'empêcher de venir, à l'aide de moyens appropriés. Dans tout cela je ne vois rien prouvant bien
évidemment que les inhalations anesthésiques soient un
mauvais remède contre l'éclampsie ; et en tout cas le
bons sens ne peut être choqué par l'emploi de cette médication. Mais le fût-il au plus haut degré, ce ne serait
pas là un motif suffisant pour rayer le chloroforme de
la liste des agents à employer contre l'éclampsie. La
thérapeutique est chose d'expérience, non de bon sens,
et dans nombre de circonstances, la raison humaine
s'y trouve brutalement offensée.

M. Jules de Soyres n'est pas partisan du chloroforme : « *On a* , dit-il, *quelquefois* (??), *dans l'éclampsie,
employé le chloroforme, qui a paru donner des résultats peu
satisfaisants.*

« Ce n'est pas sans avoir réfléchi très-attentivement (?)

que j'émettais cette opinion dans un article publié le 27 janvier, dans la *Gazette des hôpitaux*, car, malgré les travaux sérieux qui ont paru sur la curabilité de l'éclampsie par le chloroforme, cette question reste dans une incertitude que peut-être bien des années encore ne feront point disparaître. Il est vrai que le chloroforme fait dans quelques circonstances (??) avorter l'accès éclamptique; mais il est très-contestable que ce résultat amène une guérison certaine. *Si un pareil moyen thérapeutique était souverain, pourquoi ne serait-il pas accepté et pratiqué d'une façon régulière à la Clinique d'accouchements de la Faculté*, là où l'on reçoit proportionnellement un si grand nombre d'éclamptiques?*Cette clinique ne fait-elle pas suffisamment autorité?* n'a-t-elle pas été dirigée pendant 28 ans par un professeur d'un rare mérite, M. Paul Dubois? ne nous a-t-elle pas donné les maîtres Cazeaux et Chailly, les professeurs Depaul et Pajot, et cette légion d'agrégés et de chefs de clinique dont quelques-uns siégent à l'Académie de médecine?»

Voici donc les griefs de M. de Soyres contre le chloroforme :

1° Il est très-contestable que le chloroforme amène une guérison certaine.

2° Cet agent n'est accepté ni pratiqué d'une façon régulière à la Clinique qui nous a donné les maîtres Cazeaux, Chailly, Depaul, Pajot et une légion d'agrégés et de chefs de clinique.

Sur le premier chef, je trouve que M. de Soyres a raison. On n'est par sûr de guérir l'éclampsie avec le chloroforme; on a souvent échoué en pareil cas. Mais, fouillez un peu le sac aux maladies : prenez en une, celle que vous voudrez; cherchez ensuite dans l'arsenal thérapeutique un moyen de guérir sûrement la maladie en question : ce moyen, je vous défie de le trouver; vous n'êtes même pas certain de couper la fièvre avec le quinquina; et les cas ne sont pas rares, où ce magnifique remède a échoué. De plus, je fais remarquer que l'agent thérapeutique objet des prédilections de M. de Soyres, la saignée, est loin d'amener *une guérison certaine;* tant s'en faut. Sur les 26 cas d'éclampsie cités par M. de Soyres dans sa thèse, on a eu *douze fois* à déplorer la mort de la malade; or, ces 26 femmes avaient été saignées. C'est là un triste résultat, bien capable à lui seul d'inspirer aux esprits non prévenus une médiocre confiance dans l'emploi des émissions sanguines et montrant qu'il faut chercher ailleurs un remède contre le terrible fléau d'éclampsie.

Sur le second chef, je trouve malaisé de répondre. L'argument de M. de Soyres, basé sur ce qui se pratique à l'hôpital des Cliniques, me paraît rapetisser singulièrement la science et faire de cette chose colossale presque une question de personnalité. A cause de cette personnalité, précisément, je ne le suivrai par sur ce terrain. Je dis seulement ceci : La science est ubiquiste; elle est ici, elle est là, elle est encore ailleurs que là : elle est partout, et son domaine, c'est le monde tout entier. Que l'on cherche à renfermer cette science si vaste entre les murs étroits d'une salle d'hôpital, je ne saurais l'admettre, et l'esprit adopte difficilement une telle croyance.

La science a souci des choses bien plus que des hommes. Le monument que les générations lui élèvent depuis des siècles n'est point bâti avec des noms, mais avec des faits. Les choses positives, les faits, sont les moellons dont est construit ce vaste édifice et le ciment de l'analyse les unit. Les noms des auteurs restent gravés sur les murs du temple comme le nom de l'ouvrier reste attaché à son œuvre : voilà tout.

Il est un point du passage de M. de Soyres que je discute, sur lequel je me trouve bien plus à l'aise pour répondre.

« Ne nous a-t-elle pas donné (la Clinique) les maîtres Cazeaux, Chailly, Pajot, Depaul et une légion d'agrégés et de chefs-de clinique? »

Les personnes qui sont étrangères à cette question pourraient croire peut-être que ces maîtres, agrégés et chefs de clinique dont parle M. Soyres sont hostiles à l'emploi du chloroforme, car il paraît invoquer leurs noms en faveur de sa thèse : or, il n'en est rien.

Voyons d'abord ce que dit Cazeaux :

« *A priori*, nous étions disposé à rejeter l'emploi des anesthésiques, dans le traitement d'une maladie qui se complique si souvent de congestion cérébrale et même d'apoplexie. Peut-être est-ce avec un esprit prévenu que nous avions lu et analysé la plupart des observations publiées. Aussi, dans notre dernière édition, avions-nous proscrit leur usage dans la plupart des cas; excepté dans celui dans lequel le début de l'éclampsie paraît se rattacher à l'irritation toute locale d'un organe dont l'excessive sensibilité aurait réveillé l'action réflexe des nerfs spinaux. Des faits nouveaux publiés par plusieurs de nos collègues; ceux que nous avons pu observer nous-même, ont singulièrement modifié notre opinion : nous sommes aujourd'hui convaincu que lorsque l'éclampsie survient soit pendant la grossesse, soit pendant le travail; alors que les accès après avoir résisté aux saignées et aux révulsifs sont très-rapprochés et menacent, par leur intensité toujours croissante, les jours de la mère et du fœtus, nous sommes convaincu que l'emploi du chloroforme peut rendre de *très-grands services. Nous l'avons vu chez deux femmes suspendre complétement les accès convulsifs;* dans un des cas, l'éclampsie avait *résisté à deux saignées;* aux purgatifs administrés par la bouche et le rectum, etc. Je renouvelai les inhalations de chloroforme au début de chaque douleur ; et jusqu'au moment où il fut possible d'appliquer le forceps, *pas un accès ne se manifesta*, et la mère et l'enfant sortirent sains et saufs de cette affreuse crise. »

Et ailleurs :

« ..... Les faits que j'avais lus et que Channing avait cités en assez grand nombre m'avaient laissé des doutes dans l'esprit sur les avantages qu'on en pourrait retirer. Depuis cette époque de nouveaux faits ont été publiés. J'en ai vu moi-même un certain nombre, et je *n'hésite pas à conseiller l'emploi du chloroforme.* »

Voici le lecteur suffisamment édifié sur l'opinion de Cazeaux, qui, on a pu s'en assurer, est très-favorable aux anesthésiques.

Je ne saurais affirmer que M. le professeur Pajot est grand partisan du chloroforme, mais je puis dire en parfaite connaissance de cause qu'il n'est point hostile à l'emploi de ce moyen qu'il a lui-même administré dans une dizaine de cas avec des succès variés.

M. Chailly apprécie beaucoup l'emploi du chloroforme dans les cas d'éclampsie. On pourra voir dans *l'Union médicale*, 1853, que ce médecin distingué le recommande comme moyen préventif de la maladie.

Quant au chloroforme employé comme agent curatif

de l'éclampsie, M. Chailly en a retiré des résultats vraiment merveilleux : il a administré DIX-NEUF fois le chloroforme à des femmes atteintes de convulsions, et DIX-HUIT fois, la guérison complète à suivi l'emploi du remède ! (Liégard, mémoire cité.)

M. Danyau (ancien chef de clinique de la Faculté) emploie volontiers le chloroforme et en a obtenu des succès.

On trouvera dans le *Bulletin de thérapeutique*, t. LIII, et dans la thèse d'agrégation de M. Blot, une observation d'éclampsie traitée par le chloroforme, recueillie dans le service de M. Danyau par M. Amédée Charrier, alors son interne.

Rien ne manque à ce fait pour être probant. La malade avait eu 24 accès en 20 heures. M. Charrier lui fait respirer le chloroforme ; les convulsions s'arrêtent. M. Charrier est forcé de s'absenter et d'interrompre le traitement commencé : les attaques reparaissent. Il revient, reprend l'emploi des inhalations anesthésiques, les accès cessent et ne se reproduisent plus. La malade guérit.

M. Danyau a obtenu un autre succès analogue au premier : les détails n'en ont malheureusement pas été recueillis. (Blot.)

M. Charrier qui administrait le chloroforme dans l'observation que je viens de citer est ancien chef de clinique de la Faculté.

M. Blot (ancien chef de clinique de la Faculté) approuve fort l'emploi des anesthésiques. M. Blot n'avait jamais été grand partisan des émissions sanguines. Dans sa thèse inaugurale (1849), époque où l'emploi du chloroforme dans le traitement de l'éclampsie était encore

presque inconnu, il recommande de saigner *avec parcimonie et avec mesure*. En 1857, dans sa thèse de concours,
ce médecin distingué approuve fort l'emploi des anesthésiques en pareille occurrence et dit que pour sa part
il connaît 40 cas environ où l'on a guéri des éclamptiques
par les inhalations de chloroforme. Aujourd'hui, M. Blot
reconnaît hautement l'efficacité de ce magnifique remède et l'emploie avec succès. (Trousseau, *Clinique*, II.)

M. Campbell (ancien chef de clinique de la Faculté)
est très-partisan du chloroforme; et dernièrement encore, entre autres faits qui lui sont personnels, il racontait à M. Trousseau «les *résultats merveilleux* que cette
médication avait eus chez la fille d'un personnage des
plus haut placés dans l'État.» (Trousseau, *ibid.*)

M. Tarnier (ancien chef de clinique et agrégé de la
Faculté) emploie le chloroforme et ses malades s'en
trouvent bien; témoin l'observation suivante que j'em-
prunte à M. de Soyres lui-même.

« MM. Danyau et Tarnier donnaient leurs soins à une
dame atteinte d'une éclampsie des plus graves. L'état
était tel, que le soir, M. Danyau fut d'avis de tout
mettre en usage. M. Tarnier passa la nuit entière près
de la malade, lui faisant respirer du chloroforme dès les
premiers signes d'un accès, il obtint ainsi huit heures
de calme et il avait employé 400 gr. de chloroforme. »
Un accès survint encore le matin; ce fut le dernier et
cette dame guérit.

Cette observation ne tend guère à prouver que le
chloroforme donne des résultats aussi peu satifaisants
que le veut bien dire M. de Soyres. Il en est de même
des deux autres cas cités par cet honorable médecin;
moins concluants puisque les malades sont mortes;

mais prouvant d'une manière incontestable la puissance de l'agent anesthétique contre les convulsions.

Dans le premier cas, il s'agit d'une primipare prise de convulsions le 5 janvier 1849. Les médecins appelés près d'elle la saignent *sans résultat*. On l'envoie à la Clinique. M. Paul Dubois pratique une seconde saignée également *sans résultat*. Alors, on se décide à employer le chloroforme ; et, dit M. de Soyres qui était chargé de faire respirer le liquide anesthésique, voici ce que j'observai :

« Au début de l'accès, si je faisais respirer du chloroforme, la résolution s'opérait dans les membres, le pouls se régularisait, il diminuait de fréquence et il augmentait d'intensité. *L'accès disparaissait complétement.* Au moindre signe d'un accès, j'employais de nouveau le chloroforme et on a ainsi évité pendant une heure et demie une série d'accès qui se reproduisaient auparavant tous les quarts d'heure. »

Bientôt l'action du chloroforme s'épuise et un nouvel accès se déclare. Je ne puis m'empêcher de penser que dans ce cas, l'agent anesthésique a été employé timidement. D'après des médecins distingués de Lyon, M. Chassagny et M. Horand, il faut *saturer* les malades de chloroforme et les maintenir dans une anesthésie complète plusieurs heures durant. Au reste, la malade qui fait le sujet de l'observation de M. de Soyres ne mourut pas du fait de l'éclampsie ; elle succomba aux suites d'une gangrène des jambes et d'une angine pseudo-membraneuse.

Dans l'autre cas, rapporté par le même auteur, on voit M. Charrier, alors chef de clinique de M. Paul Dubois, obtenir de ce professeur l'autorisation d'administrer le chloroforme à une femme prise de convulsions :

« L'élève externe fut chargé de faire respirer cet anesthésique, mais, forcé de s'absenter, il confia ce soin à un élève instruit et d'une probité médicale exemplaire, M. Ganhal. Dès le début de l'accès, M. Ganhal *employait le chloroforme et l'accès disparaissait*. Au retour de l'externe, M. Ganhal lui fit part de son observation et en fit l'épreuve devant lui, mais l'externe doutait toujours. On attendit un nouvel accès; *le chloroforme fut mis de côté,* l'accès parut avec toutes ses périodes; il fut le dernier, et la malade mourut huit heures après. »

Cette observation me semble aussi concluante que cela peut être en faveur du chloroforme. La malade qui en fait le sujet entre à la Clinique avec des convulsions. On lui administre l'agent anesthésique, et les convulsions cessent. On suspend l'emploi du remède, les accès reviennent et la tuent. Il me paraît que dans ce cas, l'insuccès doit être mis sur le compte de l'externe qui *doutait toujours* et fit suspendre l'emploi du chloroforme, *pour voir*, et non sur le compte de l'agent thérapeutique qui fit preuve au contraire d'une puissance incontestable.

Que l'on compare l'effet produit par le chloroforme même dans les cas où la guérison n'a pas été obtenue, avec les résultats produits par les saignées répétées. Dans le premier cas on voit presque immédiatement les convulsions céder à l'emploi des inhalations anesthésiques; tandis que dans le second, presque invariablement aussi on voit, malgré les saignées, les attaques succéder aux attaques.

En résumé, dans les trois cas cités par M. de Soyres,

je ne saurais trouver la démonstration de l'inefficacité du chloroforme dans le traitement de l'éclampsie; et j'y vois au contraire prouvée d'une manière évidente la puissance de cet agent.

M. le Dr Chassagny, accoucheur distingué de Lyon, emploie avec succès les anesthésiques dans sa pratique. J'extrais de la lettre que ce médecin m'a fait l'honneur de m'écrire, le passage suivant où l'on verra relatés, trop sommairement malheureusement, quatre cas de guérison par le chloroforme :

« Depuis longtemps, je me proposais d'employer le chloroforme dans le premier cas d'éclampsie que je rencontrerais ; il y a environ quatre ans que cette occasion s'est présentée pour la première fois ; et avec cette circonstance que j'étais appelé en consultation par deux confrères très-partisans de la saignée et convaincus que théoriquement, le chloroforme devait constituer une médication tout à fait irrationnelle et dangereuse. Je fus assez heureux pour les amener à partager ma manière de voir ; et le succès le plus complet vint confirmer les arguments que je leur avais opposés, à savoir : que l'éclampsie n'est pas nécessairement une congestion, qu'elle doit être considérée comme une névrose, etc.

« Depuis cette époque, j'ai eu occasion de voir trois nouveaux cas d'éclampsie que j'ai également traités par le chloroforme et qui, tous, se sont terminés de la manière la plus heureuse.

« C'est assez vous dire que je suis tout à fait partisan du chloroforme, et que je n'emploierais plus la saignée que dans les cas où il y aurait des phénomènes irrécusables de violente congestion.

« Dans les trois premiers cas où j'ai employé la méthode anesthésique, j'ai toujours constaté que le chloroforme enrayait avec la plus extrême promptitude l'élément convulsif ; il suffisait d'observer la malade et de lui faire respirer les vapeurs anesthésiques au commencement de chaque nouvelle crise pour empêcher l'accès de se manifester. »

Voici donc quatre cas de convulsions où le chloroforme, employé seul, a seul triomphé de la maladie. Quatre guérisons sur quatre cas, c'est là un résultat magnifique. Je regrette vivement de ne pouvoir donner sur ces faits des détails que j'ignore. Je me suis borné à transcrire la lettre de M. Chassagny, dont l'honorabilité médicale bien connue est une sérieuse garantie pour la véracité de ses assertions.

On trouve dans le *Medical Times*, 1849, deux observations du D\u02b3 Sedywik, de cas d'éclampsie guérie par les inhalations anesthésiques.

Dans le premier cas, l'éclampsie durait depuis trente-six heures lorsqu'on appela le D\u02b3 Sedywik. Il trouva la femme en proie à un accès des plus violents ; le cou était gonflé, la face livide et congestionnée ; il s'écoulait de la bouche une mucosité écumeuse et sanglante. On fit alors respirer le chloroforme. En une minute, la femme se trouva endormie et parfaitement calme. On continua l'inhalation pendant vingt-cinq minutes ; on la suspendit un quart d'heure : on la reprit, on la cessa ainsi alternativement pendant trois heures. Les accès ne se reproduirent pas, et les suites de couches furent heureuses.

Dans la deuxième observation, il s'agit d'une dame prise après l'accouchement de violentes convulsions :

deux attaques ont lieu, l'une à sept heures, l'autre à huit heures. Deux saignées coup sur coup sont pratiquées. A onze heures, *attaque plus violente;* troisième saignée très abondante, tartre stibié, sinapismes. A minuit, attaque très-forte ; à une heure, *cinquième accès* et celui-ci est *terrible* : inhalation de 6 grammes de chloroforme. Au bout de trente secondes, les membres qui étaient roides et contractés sont dans un état de relâchement complet. Après dix minutes de calme, un peu d'agitation se manifeste encore. Nouvelle inhalation de quarante secondes; le calme et l'anesthésie persistent pendant un quart d'heure. La malade se réveille, reste calme, il survient un sommeil paisible ; tout se termine ensuite sans nouvel accident.

La *Gazette des hôpitaux* (13 février 1855) rapporte un passage remarquable extrait de la *Clinique d'accouchements* publiée à Vienne par le professeur Chiari. Voici le passage en question :

« Les résultats obtenus par les inhalations du chloroforme dans le traitement de l'éclampsie puerpérale, dépassent toutes les espérances qu'on avait pu concevoir : nous avons recours aux inspirations de la vapeur anesthésique dans tous les cas de convulsions urémiques, au moment où surviennent les signes prodromiques de l'attaque... Lorsqu'il n'était plus possible de couper un accès, on continuait néanmoins la chloroformisation pendant l'accès dans le but de diminuer son intensité, en ayant soin de la suspendre dès le début de l'accès comateux, afin de laisser à l'air un libre accès dans les poumons. Le plus souvent nous avons réussi, au moyen du chloroforme, à couper les accès, et *sur sept femmes, nous n'en avons* perdu *aucune* dans le cours de l'attaque ou sous l'influence d'une fièvre puerpérale ultérieurement développée. L'anesthésie nous permettant, dans tous les cas, de terminer rapidement l'accouchement, nous avons vu naître SEPT ENFANTS VIVANTS, preuve manifeste de l'innocuité de l'agent anesthésique sur la vie des enfants. »

Si le lecteur n'a pas oublié que l'effroyable mortalité des enfants dans les cas d'éclampsie est d'après toutes les statistiques de 70 pour 100, c'est-à-dire de plus des deux tiers, il ne pourra s'empêcher d'être ému en quelque sorte devant un aussi magnifique résultat. Ainsi :

Sur SEPT ÉCLAMPTIQUES (en couches) *traitées par le chloroforme :*

SEPT FEMMES GUÉRIES !
SEPT ENFANTS VIVANTS ! !

Ces faits sont, par eux-mêmes d'une éloquence suprême, et je m'abstiens de toute réflexion.

M. le Dr Macario a publié dans le *Journal des connaissances médico-chirurgicales*, 1854, deux cas d'éclampsie traitée avec succès par les anesthésiques. Dans le premier cas, la maladie après avoir résisté aux saignées céda comme par enchantement aux inhalations du chloroforme. Dans le second, le chloroforme, employé seul, amena également la guérison, et M. Macario eut à enregistrer un nouveau succès.

Le *Bulletin de thérapeutique* (30 janvier 1856) rapporte trois observations d'éclampsie guérie par le chloroforme, recueillies dans le service de M. Piédagnel. Ces observations se trouvent déjà consignées dans la thèse de M. Fremineau, dans celle de M. Fauque et dans le mémoire de M. Liégard. Ces faits sont trop connus pour que j'aie besoin de les relater ici, même en abrégeant beaucoup. Je rappellerai seulement que dans les urines de la femme qui fait le sujet de la 2ᵉ observation, *il n'y avait pas trace d'albumine* ; et je me borne à constater trois nouveaux succès dus au chloroforme.

Le *Schweizer medical* (1851) rapporte l'histoire d'une femme primipare, qui dès le principe d'une éclampsie menaçant de devenir fort grave, fut traitée par l'administration d'un lavement *chloroformisé*. Les convulsions cessèrent à l'instant même : la malade dormit paisiblement pendant une demi-heure ; à son réveil les douleurs étaient régulières et normales ; cette femme accoucha d'un enfant vivant.

M. le Dʳ Liégard, dans son mémoire déjà cité, rapporte trois faits d'éclampsie où il a réussi avec le chloroforme à obtenir la guérison. Ces faits lui sont personnels : ce sont ses 19ᵉ, 27ᵉ et 28ᵉ observations. Dans le premier cas, on employa un mélange d'éther et de chloroforme, puis le chloroforme fut employé seul. Les inhalations anesthésiques plongèrent la malade dans un sommeil profond durant lequel se fit l'accouchement (à l'aide du forceps). Les convulsions ne se reproduisirent plus ; à son réveil, la femme se trouva guérie, et l'enfant vécut.

Dans la 2ᵉ observation, il s'agit d'une femme primipare prise de convulsions après l'accouchement. Une saignée de 400 grammes est pratiquée, *après laquelle les accès augmentèrent de violence et de fréquence*. Le lendemain on rouvrit la saignée : un *nouvel accès survint, beaucoup plus fort*. Deux heures après, un *accès terrible* se manifeste. M. Liégard, appelé en consultation, ordonne le chloroforme *en potion* : depuis ce moment, les accès ne reparurent plus et la malade guérit.

Enfin, dans le troisième cas, on voit l'éclampsie attaquer une dame en couches de son quatrième enfant. Là, comme dans l'observation précédente, le chloroforme en potion fut employé, et cette dame se rétablit.

M. le Dr Messinger (*Gaz. des hôp.* février 1855), rapporte le fait suivant :

« Une femme de 28 ans, entre, le 2 septembre 1854, à la maison d'accouchements de Linz. Trois heures après l'accouchement, cette femme est prise d'attaques convulsives intenses. *L'urine ne contenait pas d'albumine.* Au bout de dix-huit heures, on eut recours à une saignée du bras : les accès devinrent *plus forts et plus fréquents.* Dans la nuit du 3 au 4, j'eus recours à la chloroformisation. Le premier accès fut coupé : trois fois, par ce moyen, j'arrêtai l'accès dans l'espace d'une heure et demie; le sommeil survint. Le 5, la malade était encore un peu assoupie ; le 6, elle ne présentait aucune trace d'éclampsie : la guérison fut parfaite. »

On trouvera dans la *Revue médico-chirurgicale* (1851, t. X, p. 303), la relation par le Dr Bessens, de deux cas d'éclampsie guérie par le chloroforme.

M. Dechambre (*Gaz. hebd.* 1855, n° 5) rapporte un fait semblable.

M. le Dr Aubenas, professeur agrégé à la Faculté de médecine de Strasbourg, est grand partisan de l'emploi des anesthésiques dans le traitement de l'éclampsie (communication particulière). On trouve dans la thèse de M. Fauque la relation de deux cas où ce médecin a réussi à guérir les convulsions à l'aide du chloroforme.

Dans la première observation, la maladie survient chez une femme de 20 ans, lymphatique, bouffie, œdématiée. Les urines contiennent peu d'albumine. Les attaques se succèdent avec rapidité et les convulsions sont terribles. Dès qu'on administre le chloroforme, les accidents nerveux se calment et l'accès reparaît dès que l'on suspend les inhalations anesthésiques. On employa chez cette malade 800 grammes de chloroforme! elle guérit.

La seconde observation a trait à une femme primipare prise d'éclampsie pendant le travail. Déjà trois accès avaient eu lieu lorsque l'art put intervenir. On applique 20 sangsues aux apophyses mastoïdes et l'on pratique une large saignée. Un *quatrième* et un *cinquième* accès surviennent, *plus violents* que les précédents ; l'accouchement se fait, et les convulsions continuent. On se décide à employer le chloroforme. Ici, comme dans le cas précédent, les convulsions reparaissent dès qu'on cesse l'emploi du remède ; il y a encore quatre accès. On donne continuellement le chloroforme ; MM. Bach et Elser se relayent pour en saturer la malade. Le calme finit par se rétablir ; les accès ne se reproduisent plus, et la guérison est assurée.

M. Horand (de Lyon), dans son mémoire déjà cité, insiste sur l'efficacité indiscutable des anesthésiques dans le traitement de l'éclampsie, et il formule les deux propositions suivantes :

1° *Le chloroforme est un moyen thérapeutique inoffensif chez les éclamptiques.*

2° *Le chloroforme est le spécifique de l'éclampsie.*

Un autre médecin distingué de province, M. Liégard, prononce aussi le mot de *spécifique*, à propos de chloroforme, dans le traitement des convulsions.

A l'appui de ses deux propositions, M. Horand relate cinq observations de cas d'éclampsie traitée par les inhalations anesthésiques et le chloroforme en potion. Dans quatre cas la guérison a été obtenue.

« A Lyon, continue M. Horand, où depuis plus de dix ans on fait usage, à la Maternité, du chloroforme contre l'éclampsie, les accoucheurs sont de plus en plus convaincus de l'efficacité de ce remède, et cette conviction est le résultat des succès obtenus.

« De l'avis des personnes qui sont attachées au service de la Maternité depuis vingt-cinq ou trente ans, aucun moyen n'a donné plus de succès, et aujourd'hui, dans ce service, on considère la *guérison de l'éclampsie comme la règle, et la mort comme une exception.* »

Un peu plus loin, M. Horand ajoute : « Le chloroforme guérit les convulsions des femmes en couches et je crois en avoir donné des preuves suffisantes ; mais il ne guérit qu'à une seule condition : c'est que les malades en soient *saturées*. Il ne suffit pas de faire respirer du chloroforme à une éclamptique pendant dix minutes pour que les convulsions cessent complétement ; il faut apporter, dans l'emploi de ce médicament, la même persistance que les partisans de la saignée pour les émissions sanguines. On doit y avoir recours pendant, avant et après l'attaque d'éclampsie. Ni le coma, ni la menace d'asphyxie ne sont une contre-indication à l'emploi du chloroforme ; car, sous l'influence de ce médicament, on voit ces deux états se modifier d'une manière notable et surtout la respiration se régulariser. »

Je fais mes réserves sur deux points de ce qu'on vient de lire : 1° Je ne saurais admettre, avec MM. Horand et Liégard que le chloroforme soit le *spécifique* de l'éclampsie.

Je ne peux ici discuter la question de spécificité ; ceci sortirait complétement de mon sujet : je dis seulement que, malgré la puissance énorme et incontestable du chloroforme sur l'éclampsie, son mode d'action ne me paraît avoir avec celui des médicaments dits spécifiques, qu'un rapport éloigné.

2° Je ne crois pas qu'après des accès répétés d'éclampsie, lorsque la malade est plongée dans un coma stertoreux profond et qu'il existe une congestion cérébrale évidente ; je ne crois pas, dis-je, qu'en pareil cas, les inhalations anesthésiques trouvent leur indication. Il est trop tard, le mal est fait. En pareille circonstance le chloroforme deviendrait, à mon avis, un agent inutile et dangereux. L'éclampsie n'existe plus et l'état actuel de la malade n'est que la conséquence des convulsions. Plus loin, quand j'examinerai la formule générale qu'il convient d'attribuer au traitement, je dirai ce qu'on doit faire en pareil cas. Pour le moment, j'attire l'attention du lecteur sur la manière dont M. Horand veut qu'on administre le chloroforme. L'honorable médecin de Lyon est d'avis qu'on arrive à en *saturer* les malades. On a déjà vu ce procédé réussir deux fois dans les deux observations rapportées par M. Aubenas ; et, dans beaucoup de cas, c'est seulement en s'opiniâtrant dans l'emploi du remède qu'on a pu enrayer les convulsions. Pour ma part, je n'hésite pas à mettre sur le compte de la manière timide d'administrer le chloroforme et sur la cessation trop prompte des inhalations anesthésiques, les revers essuyés en diverses circonstances.

Je continue l'énumération des triomphes remportés par le chloroforme. La liste en est déjà longue : elle n'est point encore épuisée.

La parole est au Dr Churchill :

« Très-récemment, dit-il, on a proposé d'administrer les anesthésiques pour produire l'insensibilité et calmer ainsi les convulsions. Jusqu'ici, autant qu'on en peut juger par les observations publiées, ce remède paraît *des plus précieux.*

« M. le Dr W. Channing, de Boston, s'est servi d'éther dans dix cas :. six fois les malades guérirent; trois fois la vie de l'enfant fut sauve. M. Turner, de Mansfield, a administré, avec un plein succès, le chloroforme dans un cas de convulsions après l'accouchement. Le chloroforme, donné à la moindre menace de convulsions arrêtait aussitôt l'accès et la malade se rétablit. Le Dr Keith a usé de ce moyen contre des convulsions survenant pendant la grossesse. Les accès furent calmés et lorsque le travail commença, la malade fut maintenue sous l'influence du chloroforme jusque après la délivrance ; elle guérit complétement. Dans un cas cité par M. Morris, le succès fut également complet. Dans un fait qui se passa à Gosport, l'inhalation du chloroforme fut continuée trois heures après que la malade eut eu trente-trois accès : la guérison fut obtenue. M. Borton eut recours à ce médicament après que la saignée et l'opium eurent échoué : il a, par ce moyen, obtenu des succès. »

M. Wieland, pendant son internat à la Maternité, en 1855, a eu trois fois occasion d'employer les inhalations de chloroforme chez des éclamptiques : dans les trois cas la guérison a suivi l'emploi du remède.

Le Dr Braun, professeur d'accouchements à Vienne, ne met pas de bornes à son admiration pour les effets curatifs du chloroforme dans le traitement de l'éclampsie. Ce n'est déjà plus de l'admiration ; c'est de l'enthousiasme :

« L'usage du chloroforme, dans les cas d'éclampsie puerpérale, recommandé déjà par Simpson, Channing, Seyfert, Chailly-Honoré, Scanzoni, Sedywik, Wieger, Meisinger, Hooweger, Leudet, Dechambre et autres, acquiert chaque jour de nouveaux droits à notre reconnaissance. Les résultats, tels que nous les avons constatés, de narcotisme obtenus par le chloroforme employé dans ce but, *ont surpassé toute attente*. On ne pourrait donc, dans l'éclampsie, trop recommander le narcotisme par le chloroforme, lorsque les indices d'un paroxysme : inquiétude, rigidité des muscles des bras, fixité de l'expression, soubresauts, etc., deviennent imminents. »

M. Trousseau, après s'être élevé contre les saignées dont il n'admet l'emploi dans aucun cas d'éclampsie, s'exprime ainsi :

« Les *antispasmodiques* trouvent au contraire formellement ici leur indication, et les *inhalations anesthésiques* semblent parmi ces moyens occuper aujourd'hui *le premier rang*.

« On connaît maintenant un assez grand nombre de cas dans lesquels le chloroforme a rendu d'incontestables services. En y revenant à plusieurs reprises, en le maniant avec prudence, on a vu des attaques violentes se suspendre complétement et les malades entrer immédiatement en convalescence. J'ajouterai que plusieurs accoucheurs recommandables, et parmi eux M. Blot, qui s'étaient élevés longtemps contre l'emploi du chloroforme dans le traitement de l'éclampsie des femmes en couches, reconnaissent et proclament hautement aujourd'hui l'efficacité de cet *héroïque* remède. »

Pour finir ; à ces matériaux, à ces opinions, à ces faits dont je tâche d'élever un piédestal au chloroforme, il est trois faisceaux de cas de guérison que je vais adjoindre ici :

1° Je rappelle que M. Chailly-Honoré a employé DIX-NEUF fois le chloroforme et qu'il a DIX-HUIT fois réussi (1).

2° M. le Dr Valette, accoucheur à la Maternité de Lyon, a guéri par ce moyen DIX-SEPT éclamptiques (2).

3° Le professeur Braun a administré SEIZE fois le chloroforme et SEIZE fois la malade a guéri (3).

Il est très-regrettable assurément que ces faits, démontrant d'une manière évidente l'énorme puissance du chloroforme contre l'éclampsie n'aient pas été publiés avec détail. Les observateurs auxquels ils sont personnels rendraient un service signalé à la science s'ils en livraient à l'impression la narration circonstanciée. Malgré cette fâcheuse lacune, l'autorité du témoignage des hommes et l'honorabilité bien connue de trois médecins qui rapportent ces cures merveilleuses ainsi que la position qu'ils occupent, sont, à mon avis, des raisons suffisantes pour donner à leurs assertions tout le degré de certitude désirable.

Pour moi, la connaissance de ces faits et de ceux qui les précèdent, la confrontation des opinions émises par nombre de médecins distingués et les inductions théoriques tirées de l'étude de la maladie, m'ont pleinement convaincu de l'opportunité et de l'efficacité des inhalations anesthésiques dans le traitement de l'éclampsie ;

(1) Liégard, mémoire cité.
(2) Horand, mémoire cité.
(3) Braun, mémoire cité.

et si au moment où j'écris ces pages, on venait réclamer mes soins pour une femme prise de convulsions, c'est avec une confiance entière que je lui administrerais le chloroforme.

On a essayé avec des succès variés, dans le traitement de l'éclampsie, beaucoup d'autres agents thérapeutiques : les antispasmodiques, l'éther et le chloroforme en potion; le musc, l'ammoniaque, etc. ; les narcotiques et notamment l'opium ; les affusions froides, la compression des carotides, la ligature des membres abdominaux; voilà pour le traitement médical.

Je dirai peu de chose de ces moyens qui peuvent être utiles comme adjuvants, mais qu'il ne serait peut-être pas prudent d'employer seuls.

Des médecins distingués ont préconisé l'emploi de l'opium. M. Velpeau lui accorde assez de confiance. Paterson, Storrs, Caleb Rose, Schwartz, Braun, Scanzoni, l'ont également prescrit dans quelques cas.

Mme Lachapelle regardait comme dangereux l'emploi de l'opium en pareille circonstance.

Cazeaux partage cette manière de voir.

Les observations publiées sur le traitement de l'éclampsie par ce médicament ne sont pas assez nombreuses pour qu'on puisse asseoir une opinion certaine sur son efficacité. Je crois néanmoins pouvoir affirmer que l'on a dans le chloroforme un agent de sidération sur les centres nerveux bien plus puissant que l'opium.

Jadis on vantait beaucoup, comme traitement obstétrical de l'éclampsie, l'accouchement forcé.

Les accoucheurs modernes ont complétement renoncé à ce mode de traitement inutile et dangereux; et beaucoup parmi eux repoussent l'accouchement prématuré artificiel dans les cas où les convulsions se montrent avant le début du travail.

Le Dr Churchill avance qu'il croit être l'interprète de l'opinion générale en disant que jusqu'à ce que le travail soit commencé, toute intervention est dangereuse.

MM. les professeurs P. Dubois (dans les derniers temps de sa pratique), Pajot, Depaul, sont entièrement de cet avis. Les motifs principaux sur lesquels s'appuie cette opinion sont fondés :

1° Sur la courte durée de la maladie, qui souvent ne dépasse pas le temps nécessaire à l'accouchement prématuré artificiel ;

2° Sur ce que les manœuvres faites en pareil cas, même avec l'ingénieux appareil de M. Tarnier, déterminent des irritations qui aggravent les convulsions ;

3° Sur ce que les convulsions se reproduisent fréquemment après ces accouchements ;

4° Enfin, sur l'efficacité indiscutable des convulsions elles-mêmes pour provoquer le travail et hâter l'accouchement.

Donc, pas de manœuvres avant le début du travail, pas de violences pendant l'accomplissement du travail.

RÉSUMÉ DU TRAITEMENT.

Les statistiques antérieures à l'avénement du chloroforme dans le traitement de l'éclampsie, portent à 45 pour 100 environ le nombre des cas où la maladie a eu une terminaison fatale.

Le Dr Braun évalue à un cinquième le nombre des éclamptiques non saignées qui meurent.

D'après l'opinion des médecins de Lyon, on perd seulement un dixième des éclamptiques traitées par les inhalations anesthésiques.

Les faits que j'ai notés en grand nombre viennent à l'appui de cette manière de voir, et il est impossible de comparer les tristes résultats qui sont la conséquence ordinaire des saignées, aux cures magnifiques obtenues par l'emploi du chloroforme.

Donc, dans l'immense majorité des cas, le médecin appelé près d'une éclamptique, avant, pendant ou après le travail, devra immédiatement faire respirer le chloroforme à la malade : avec précaution d'abord, et ensuite hardiment, abondamment jusqu'au moment où le sommeil anesthésique sera obtenu et où les convulsions seront définitivement enrayées. A chaque menace d'un nouvel accès, on devra immédiatement recourir de nouveau à l'emploi du remède.

Je ne vois que deux contre-indications à l'emploi du chloroforme :

1° Chez les femmes manifestement pléthoriques ;

2° Lorsque la maladie dure depuis longtemps, et que la fréquente répétition des crises a produit une violente congestion cérébrale.

Dans ces deux cas, le chloroforme, donné d'emblée, me semble un moyen inutile et dangereux.

M. le Dr Bonafos, partisan obstiné des saignées, a pourtant, dans une lettre qu'il m'a fait l'honneur de m'adresser, écrit ceci :

« L'éclampsie· est : 1° congestive, inflammatoire ; 2° nerveuse; 3° séreuse. A chacun de ces états différents correspond une indication particulière.»

Je trouve le médecin de Perpignan bien plus sage dans sa lettre que dans son mémoire, et cette division qu'il établit dans les différentes manières d'être de l'éclampsie me paraît chose juste ; on sent qu'il doit en être ainsi.

Donc, dans les rares circonstances où les accidents nerveux seront liés à une hypérémie cérébrale protopathique causée par la pléthore sanguine, on devra recourir à la saignée avant tout, et même user largement de ce moyen. On pourra combiner avec l'emploi des émissions sanguines générales, l'application des sangsues aux apophyses mastoïdes ; les affusions froides sur la tête, les sinapismes ou les grandes ventouses Junod aux membres inférieurs et les dérivatifs sur le canal intestinal ; alors, si les crises continuent, l'emploi du chloroforme trouvera son indication.

Dans les cas où la violence et la fréquence des atta-ques ont fini à la longue par amener une congestion cérébrale deuthéropathique, passive, mécanique cette fois et que la malade est plongée dans le coma apoplectique suite nécessaire de la maladie, le chloroforme ne trouve plus son indication. Pour le moment, l'éclampsie n'existe plus, et c'est une malade prise de congestion cérébrale et non une éclamptique qu'on est appelé à guérir.

Dans cette circonstance, une petite saignée dérivative, les sangsues aux oreilles, la glace sur la tête, les sinapismes aux jambes, les purgatifs drastiques, seront employés avec avantage. Il va sans dire que si les convulsions réapparaissaient, on devrait avoir immédiatement recours au chloroforme.

TRAITEMENT OBSTÉTRICAL.

Avant le début du travail, s'abstenir de toute manœuvre.

Ne rien entreprendre également tant que le col n'est pas complétement effacé.

Lorsque la dilatation est complète, agir comme dans tous les accidents graves qui, pendant le travail, viennent compromettre la vie de la mère et celle de l'enfant, et terminer l'accouchement en faisant la version ou en appliquant le forceps.

TRAITEMENT PRÉVENTIF.

Le traitement préventif est, dans l'histoire de l'éclampsie, une chose trop importante pour que je puisse le passer sous silence. On connaît la fréquence des convulsions chez les femmes albuminuriques et infiltrées ; on doit donc, en pareille occurrence, avoir toujours à redouter l'apparition de l'éclampsie à la fin de la grossesse ou pendant le travail, et le devoir du médecin est de chercher, par des moyens appropriés, à prévenir l'invasion de la maladie. Divers agents thérapeutiques ont été proposés pour arriver à ce but.

Les toniques, les préparations ferrugineuses, le quinquina, l'alimentation animale, paraissent indiqués par l'état anémique habituel des femmes leucomuriques.

Dans les cas de pléthore, on a recommandé l'usage de la saignée.

MM. Collins et Johnson ont vanté l'émétique administré à dose nauséeuse.

Les purgatifs sont les médicaments qui paraissent, en pareille circonstance, avoir le plus d'efficacité. M. le professeur Pajot emploie avec succès cette médication dans sa pratique, et il en retire d'excellents résultats. Les purgations doivent être répétées, et leur fréquence doit être proportionnée à l'état général de la malade. En combinant l'emploi des évacuants avec les scarifications superficielles, les mouchetures, chez les femmes infiltrées, M. Pajot a réussi à empêcher les convulsions dans des cas où l'invasion de l'éclampsie paraissait imminente, et dernièrement l'honorable professeur me racontait un succès de ce genre obtenu chez une malade qu'il voit conjointement avec M. le Dr Huette.

A. Parent, imprimeur de la Faculté de Médecine, rue Mr-le-Prince, 31.